Travail du Laboratoire du Pr Panas (Hôtel-Dieu)

RECHERCHES

SUR LA

STRUCTURE DE LA RÉTINE CILIAIRE

ET L'ORIGINE

DES FIBRES DE LA ZONULE DE ZINN

PAR

Le Dr Félix TERRIEN

Ancien interne des hôpitaux de Paris
Ancien chef du Laboratoire d'ophtalmologie de l'Hôtel-Dieu
Chef de clinique ophtalmologique à la Faculté.

PARIS

G. STEINHEIL, ÉDITEUR

2, RUE CASIMIR-DELAVIGNE, 2

1898

RECHERCHES

SUR LA

STRUCTURE DE LA RÉTINE CILIAIRE

ET L'ORIGINE

DES FIBRES DE LA ZONULE DE ZINN

IMPRIMERIE LEMALE ET Cie, HAVRE

TRAVAIL DU LABORATOIRE DU Pr PANAS (HÔTEL-DIEU)

RECHERCHES

SUR LA

STRUCTURE DE LA RÉTINE CILIAIRE

ET L'ORIGINE

DES FIBRES DE LA ZONULE DE ZINN

PAR

Le Dr Félix TERRIEN

Ancien interne des hôpitaux de Paris
Ancien chef du Laboratoire d'ophtalmologie de l'Hôtel-Dieu
Chef de clinique ophtalmologique à la Faculté.

PARIS

G. STEINHEIL, ÉDITEUR

2, RUE CASIMIR-DELAVIGNE, 2

1898

RECHERCHES

SUR LA

STRUCTURE DE LA RÉTINE CILIAIRE

ET L'ORIGINE

DES FIBRES DE LA ZONULE DE ZINN

INTRODUCTION

La rétine est la membrane la plus interne du globe oculaire. Commençant à la papille optique dont elle n'est que l'épanouissement, elle tapisse la face profonde de la choroïde, le muscle ciliaire, les procès ciliaires, la face postérieure de l'iris et se termine au bord pupillaire. Dans ce trajet, elle répond successivement à la choroïde, aux procès ciliaires et à l'iris, d'où sa division en trois portions : portion choroïdienne ou rétine proprement dite, portion ciliaire et portion irienne.

Cette division, justifiée par les rapports anatomiques, ne l'est pas moins par les différences d'aspect et de structure de cette membrane ; à tel point que les premiers anatomistes qui décrivirent la rétine la faisaient se terminer à l'ora serrata.

L'embryologie a montré que toute la partie située en avant et improprement désignée sous le nom d'uvée n'était que sa continuation et devait lui être rattachée. C'est donc encore la rétine mais une rétine profondément modifiée. Réduite à deux couches au lieu de dix, bien des points de sa structure restent à élucider.

Quelle est la texture exacte de ces deux couches ? Sont-elles séparées du stroma de la choroïde en dehors et du corps vitré en dedans par une limitante ?

Comment se fait la transition avec la rétine proprement dite au niveau de l'ora serrata ? Quels sont les rapports des fibrilles de la zonule avec la rétine ciliaire ? Celles-ci s'arrêtent-elles à sa surface où pénètrent-elles dans son épaisseur ?

Autant de questions incomplètement résolues pour la plupart et qu'il nous a paru intéressant d'examiner.

Si nous avons pu suivre les fibres zonulaires un peu plus loin qu'on ne l'avait fait jusqu'ici, c'est grâce au procédé que nous avons employé. Les fragments ont été pris extrêmement petits, fixés aussi frais que possible (deux heures après la mort pour l'homme et aussitôt après l'énucléation chez les animaux) dans des fixateurs énergiques et précis [liquides de Lindsay (1) ou de Zenker (2)] et inclus dans la paraffine.

Le principal écueil de la paraffine est la présence de la sclérotique qui par sa résistance rend la coupe difficile et souvent impossible. Il est aisé de s'en débarrasser à condition que le fragment soit très petit. La pièce ayant été durcie dans le liquide fixateur, avec un couteau de Græfe introduit entre les deux membranes, on décolle d'arrière en avant la choroïde et la zone ciliaire en détachant à petits coups les fibrilles de la

(1) LIQUIDE DE LINDSAY

Bichromate de potasse à 2,5 0/0..	70 parties
Acide osmique à 2 0/0..	10 —
Chlorure de platiue à 1 0/0..	15 —
Acide formique........ ...	5 —

(2) LIQUIDE DE ZENKER

Bichromate de potasse.....	3 parties
Sulfate de soude	1 —
Sublimé.................	5 —
Eau.........	200 —

Ajouter au moment de s'en servir 2 c.c. 1/2 0/0 d'acide acétique.

On laisse les fragments cinq à six heures dans l'une ou l'autre de ces solutions — lavage, alcools successifs et inclusion à la paraffine.

lamina fusca qui la relient à la sclérotique et on arrive jusqu'au tendon du muscle ciliaire qu'il suffit de sectionner. L'inclusion à la paraffine est alors très facile et les coupes obtenues sont d'une finesse extrême.

Notre travail comprendra trois parties : dans la première, nous étudierons la rétine ciliaire ; la zonule de Zinn et l'origine des fibrilles qui la constituent feront l'objet de la seconde; dans la troisième enfin, nous rechercherons les rapports de ces fibrilles avec la rétine ciliaire et les conclusions qu'on peut en tirer quant à leur nature.

Avant de commencer ce travail, nous tenons à remercier notre ami M. le Dr Rochon-Duvigneaud pour tous les conseils éclairés qu'il n'a cessé de nous prodiguer dans le cours de nos études médicales.

PREMIÈRE PARTIE

RÉTINE CILIAIRE

La rétine ciliaire commence un peu en avant de l'équateur de l'œil par une ligne festonnée désignée sous le nom d'*ora serrata*. De là, elle tapisse la face interne de la choroïde et du corps ciliaire, les crêtes et les vallées ciliaires, se réfléchit au niveau de la partie inférieure de la tête des procès, atteint la racine de l'iris et se continue avec la portion irienne en formant l'angle cilio-irien.

Très adhérente au tissu sous-jacent, à l'inverse de la rétine proprement dite, elle tranche par sa coloration noire sur le fond grisâtre de cette dernière et se laisse très difficilement arracher.

Comme la rétine elle-même, elle peut être divisée en trois régions et cette division est justifiée par des différences anatomiques. Nous lui décrirons donc trois parties : son origine ou « *ora serrata* », sa terminaison ou « *angle cilio-irien* » et toute la portion intermédiaire ou rétine ciliaire proprement dite, « *pars ciliaris retinæ* ».

CHAPITRE PREMIER

Configuration et rapports.

§ 1. — Ora serrata.

L'ora serrata est cette ligne noire festonnée qui circonscrit en arrière la rétine ciliaire et la sépare de la rétine proprement dite. Elle est formée par l'amincissement brusque de cette dernière qui perd la plupart de ses éléments constituants pour se réduire à une couche unique de cellules. Cet amincissement, toujours brusque, se fait sur une longueur d'un à deux millimètres environ et suivant une ligne sinueuse ; il en résulte une série de festons et de dentelures qui ont fait donner à cette région le nom d'ora serrata (fig. 1).

Celle-ci, comme la rétine ciliaire qui lui fait suite, est naturellement moins épaisse que la rétine elle-même et la différence de niveau est encore accrue chez le cadavre par le peu d'adhérence de cette dernière membrane qui, presque toujours décollée ou tout au moins plissée, surplombe les festons de l'ora serrata et les encadre pour ainsi dire. Cependant, l'adhérence entre les deux feuillets de la rétine, très intime à partir de l'ora serrata, commence un peu en arrière de cette ligne en formant là une zone dentelée, large d'un millimètre en moyenne et de coloration brunâtre (*r*, fig. 1).

La disposition des festons et des dentelures est très irrégulière. Les sinuosités sont toujours plus profondes du côté nasal que du côté temporal ; elles diminuent peu à peu, en se dirigeant en dehors, sont déjà bien moins nettes aux extrémités du diamètre vertical et deviennent à peine visibles du côté externe.

Cette disposition nous a paru constante sur seize yeux que nous avons examinés à ce point de vue.

Les dimensions des festons sont aussi très variables : ici, la rétine s'avance assez avant entre eux en formant des dents très aiguës dont la hauteur peut atteindre 2 millimètres; là, au contraire, les dentelures sont à peine marquées. Leur largeur oscille entre 0 millim. 5 et 2 millim. ; elle est le plus souvent en raison inverse de la hauteur.

Toutes ces dispositions sont très nettes sur la figure 1 : les festons de la partie moyenne sont bien découpés, et les dentelures, très saillantes et très aiguës, mesuraient environ 2 millim. de haut sur 1 millim. 75 de large. Ceux des parties extrêmes, très larges à droite, très étroits à gauche, sont bien moins marqués; ils diminuaient de hauteur au fur et à mesure qu'ils se rapprochaient du diamètre vertical pour disparaître à peu près du côté temporal.

La distance qui sépare l'ora serrata de la racine de l'iris, c'est-à-dire du sommet de l'angle cilio-irien, et représente la largeur de la rétine ciliaire varie suivant les individus et aussi suivant l'endroit examiné. Elle est toujours moindre du côté nasal et voici la moyenne que nous avons trouvée : 6 millim. 7 pour le côté temporal et 5 millim. 9 pour le côté nasal. Si à ces chiffres on ajoute la largeur de l'iris, on a la distance de l'ora serrata au bord pupillaire : 9 millim. 5 pour le côté temporal et 8 millim. 5 pour le côté nasal, soit un millimètre de différence entre les deux, différence encore accrue ici par la disposition excentrique de la pupille presque toujours déplacée un peu en dedans de l'axe antéro-postérieur de l'œil.

La rétine physiologique s'avance donc plus avant du côté nasal que du côté temporal, d'où l'étendue plus grande du champ visuel du côté externe. Cette considération, d'ailleurs, est purement théorique, car la racine du nez joue un rôle bien autrement important dans le rétrécissement du champ visuel en dedans que la différence que nous venons d'indiquer.

Enfin, la distance de l'ora serrata au limbe scléro-cornéen peut être utile à connaître en pratique; comme les précédentes, elle est aussi très variable et mesure en moyenne 7 millim. 5 pour le côté temporal et 6 millim. 5 pour le côté nasal (1).

Telle est la disposition de l'ora serrata chez l'adulte. Elle est un peu différente chez l'enfant : les dentelures et les festons sont moins apparents et Schœn (2) qui fait de ces derniers le résultat de l'accommodation les a niés complètement chez celui-ci ; nous les avons toujours constatés cependant dans la première année après la naissance. Et d'ailleurs, l'ora serrata, nous le verrons plus loin, est formée par la réduction brusque des neuf premières couches de la rétine en une seule ; la choroïde n'y prend aucune part. Or, la disposition anatomique des éléments de la rétine est la même chez l'enfant et la transition est aussi nette ; et puis, si l'ora serrata était le résultat de l'accommodation, il faudrait admettre que celle-ci s'exerce davantage du côté nasal que du côté temporal puisqu'elle est à peine marquée en dehors.

En résumé, nous ne connaissons pas encore la cause de cette disposition festonnée; peut-être l'anatomie comparée pourrait-elle apporter ici quelques indications utiles et c'est un sujet qu'il serait intéressant d'examiner.

(1) Toutes nos mesures ont été prises avec l'oculaire micrométrique et l'erreur dans ces conditions est toujours inférieure à 0 millim. 1.

(2) SCHŒN. Der Uebergangssaum der Netzhaut oder die sogenannte ora serrata. *Archiv für Anatomie und Physiologie*, 1895.

§ II. — **Pars ciliaris retinæ.**

La rétine ciliaire forme au cristallin une zone concentrique plus étroite du côté nasal que du côté temporal et dont la largeur est représentée par la distance qui sépare l'ora serrata de l'angle cilio-irien. A l'inverse de la rétine proprement dite, elle est extrêmement adhérente, aussi le décollement de cette dernière s'arrête-t-il toujours à l'ora serrata ; ce n'est qu'en raclant sa surface avec un scalpel qu'on peut arriver à la déchirer.

Sa surface libre ne présente pas un aspect uniforme dans toute son étendue : très accidentée en avant et sillonnée de nombreux plis désignés sous le nom de procès ciliaires, elle est plane en arrière et inégalement pigmentée. On peut donc, au point de vue macroscopique, la diviser en trois zones qui sont, en allant d'arrière en avant : une zone postérieure claire, une moyenne beaucoup plus foncée et une zone antérieure fortement accidentée, la zone des procès (fig. I, *a*, *b*, *c*).

Les deux premières forment la portion plane de la rétine ciliaire désignée par Henle sous le nom d'orbiculus ciliaris. Cette portion plane, qui chez l'homme représente à elle seule les deux tiers de la surface totale, disparaît à peu près complètement chez les animaux et les procès ciliaires beaucoup plus longs s'étendent alors jusqu'au voisinage de l'ora serrata.

Zone postérieure. — Cette zone (fig. 1, *a*), plus claire et plus large que les deux suivantes, mesure environ 2 millim. 75 d'avant en arrière. Elle répond en avant à la zone moyenne, en arrière à l'ora serrata et présente dans toute la partie attenant à celle-ci une coloration beaucoup plus foncée. On peut donc la subdiviser en deux zones secondaires : l'une antérieure très large et très claire, l'autre postérieure très étroite et fortement pigmentée. Cette dernière est surtout marquée à la partie moyenne des

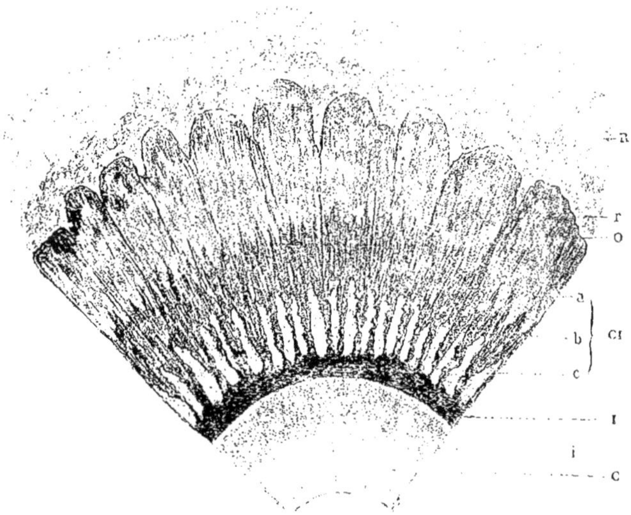

FIG. 1. — *Rétine ciliaire et ora serrata.* — Aspect macroscopique. Sujet de 45 ans. Côté nasal. (Gross. 6 fois environ. Loupe montée.)

(L'œil a été coupé suivant son équateur et le segment antérieur est vu par sa face postérieure.)

R. Rétine proprement dite avec, au voisinage de l'ora serrata, une zone plus foncée (*r*), irrégulière, large de 1 millim. à un millim. 5 et résultant de l'adhérence plus intime de la membrane à ce niveau, qui laisse voir le pigment par transparence. — O. Ora serrata avec ses festons de grandeur inégale : ceux de la partie moyenne de la figure sont bien découpés et la rétine s'avance entre eux en formant des dents très aiguës ; les festons du côté droit sont très larges et peu élevés, ceux du côté gauche sont étroits et à peine marqués. — CI. Rétine ciliaire et ses trois zones : la postérieure (*a*), plus large que les deux suivantes et très claire, sauf au voisinage de l'ora serrata où elle présente une bordure plus foncée ; la moyenne (*b*), fortement pigmentée, et l'antérieure (*c*) ou zone des procès dont la tête ne descend pas jusqu'à l'équateur du cristallin, mais en reste toujours séparée par un intervalle d'un millimètre environ. — I. Face postérieure de la racine de l'iris. — C. Cristalloïde postérieure laissant voir par transparence à travers le cristallin la partie supérieure de l'iris (*i*) situé en avant de lui.

festons et sa hauteur représente à peu près le quart de la hauteur totale.

Zone moyenne. — La zone moyenne (fig. 1, *b*), très pigmentée et finement crénelée, est plus étroite et mesure environ 1 millim. 75. Elle répond en avant à la naissance des procès et se continue en arrière avec la zone postérieure ; elle se termine à ce niveau par une série de dents très aiguës et très nombreuses en formant là pour ainsi dire une seconde ora serrata concentrique à la première mais beaucoup plus accidentée (cinq ou six dents pour un feston).

La zone postérieure se trouve ainsi comprise entre deux lignes irrégulières, l'une festonnée, l'ora serrata, l'autre antérieure finement dentelée. Cette disposition est due probablement à la répartition du pigment : celui-ci, disposé en lignes méridiennes placées côte à côte et très rapprochées, est plus abondant au niveau des deux dernières zones (*b*, *c*) et se termine en arrière, à des hauteurs très différentes, d'où l'aspect crénelé que nous venons d'indiquer.

Peut-être la forme des cellules de la couche non pigmentée, plus hautes, nous le verrons, sur la zone postérieure, joue-t-elle un rôle dans la moindre coloration de cette zone, le pigment étant vu à travers un épithélium plus épais.

D'ailleurs la transition entre la portion claire et la portion foncée n'est pas toujours aussi nette : elle disparaît à peu près complètement chez les sujets très bruns.

Notons au niveau de la zone moyenne de légers plis, visibles seulement à la loupe et toujours plus nombreux au voisinage des procès ; très serrés en certains endroits où on peut en compter cinq à six entre les racines de deux procès, ils n'existent pas en d'autres et ne présentent aucune régularité dans leur répartition.

Zone des procès. — Cette zone (fig. 1, *c*), large de deux millimètres environ, est parcourue de nombreux plis, les procès ciliaires, disposés suivant le sens des méridiens de l'œil et séparés les uns des autres par des sillons plus ou moins profonds, les vallées ciliaires ; leur réunion forme autour du cristallin une élégante

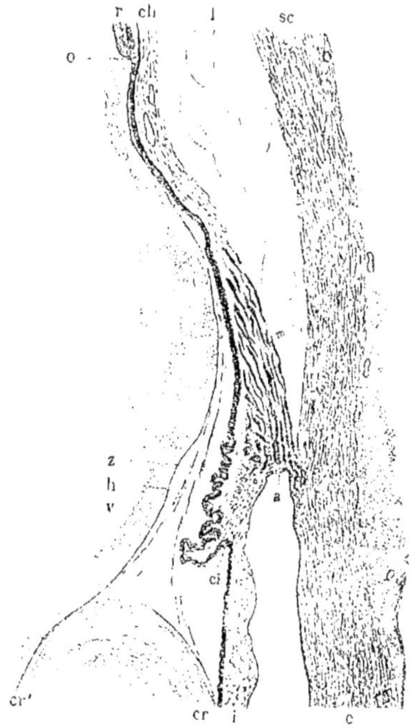

FIG. 2. — *Segment antérieur de l'œil. — Sujet de 40 ans.* — Coupe méridienne. (Gross. 15 D.) D'après une préparation de M. ROCHON-DUVIGNEAUD.

sc. Sclérotique. — *c.* Cornée. — *l.* Lamina fusca et espace supra-choroïdien. — *ch.* Choroïde décollée de la sclérotique. — *m.* Muscle ciliaire et son tendon. — *i.* Iris. — *r.* Terminaison de la rétine décollée de la couche pigmentée. — *o.* Ora serrata et rétine ciliaire réduite à deux couches, l'externe pigmentée, l'interne non pigmentée et adhérente à la choroïde. On voit nettement ici sa portion plane, plus pigmentée à la partie inférieure, occupant les deux tiers postérieurs de la surface totale et sa partie plissée correspondant à la zone des procès. Elle se réfléchit à sa partie inférieure en formant avec la racine de l'iris l'angle cilio-irien *ci* toujours plus bas que l'angle irien (*a*). Elle décrit dans son ensemble une courbe à concavité postérieure et forme avec la portion irienne de la rétine la paroi antérieure de la chambre postérieure. — *h.* Membrane hyaloïde qui après un court trajet s'écarte de la rétine ciliaire pour tapisser le plan postérieur des fibres de la zonule et la face postérieure du cristallin et ferme la chambre postérieure en arrière. — *z.* Zonule avec ses deux plans de fibres, l'antérieur se perdant sur la cristalloïde antérieure *cr*, le postérieur sur la cristalloïde postérieure *cr'*, et entre les deux quelques fibrilles intermédiaires. — *v.* Corps vitré.

collerette, d'où le nom de corona ciliaris qui a été donné à cette région.

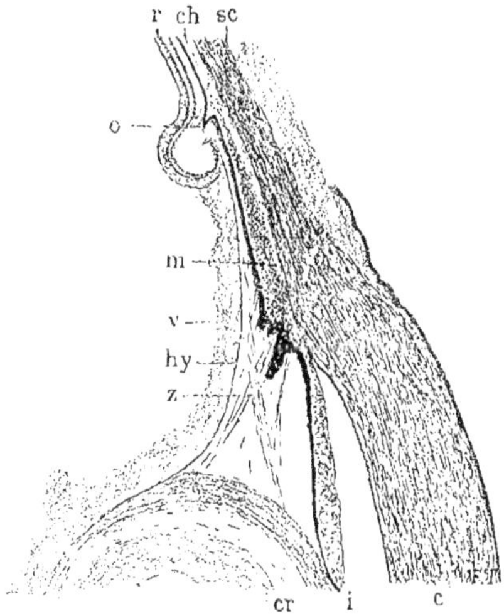

FIG. 3. — *Segment antérieur de l'œil. — Enfant de huit jours.* — Coupe méridienne après inclusion dans la celloïdine. (Gross. 15 D.)

Sc. Sclérotique. — *c.* Cornée. — *ch.* Choroïde. — *m.* Muscle ciliaire. — *i.* Iris. — *r.* Rétine qui après un court trajet se continue avec la rétine ciliaire au niveau de l'ora serrata *o*, elle s'est rompue en cet endroit en entraînant la choroïde, d'où la formation d'un pli. — *v.* Vitré. — *hy.* Membrane hyaloïde. — *cr.* Cristallin. — *z.* Fibrilles de la zonule disposées sur deux plans qui s'entrecroisent à leur partie supérieure. C'est la disposition la plus fréquente : les fibrilles s'insérant à la cristalloïde antérieure proviennent de la partie postérieure de la rétine ciliaire et celles qui vont à la cristalloïde postérieure, de la partie antérieure. Quelques-unes ici naissent de la tête des procès et même de l'angle cilio-irien, mais cette disposition qu'on rencontre quelquefois chez l'enfant disparaît chez l'adulte.

La zonule, on le voit, n'occupe pas toute l'étendue de la chambre postérieure ; celle-ci, limitée en bas par le cristallin, en avant par la rétine ciliaire et l'iris, en arrière par la membrane hyaloïde, en haut par la réunion des deux parties précédentes au niveau de l'ora serrata, est remplie par l'humeur aqueuse au milieu de laquelle sont plongées les fibres zonulaires.

Le sommet des deux angles irien et cilio-irien est situé sur une même ligne horizontale contrairement à ce qui existe chez l'adulte.

Chacun des procès commence en arrière par une extrémité effilée, quelquefois même bifurquée en deux branches dont chacune se continue avec un des plis de la zone moyenne ; il augmente alors d'épaisseur et se termine en avant par une partie

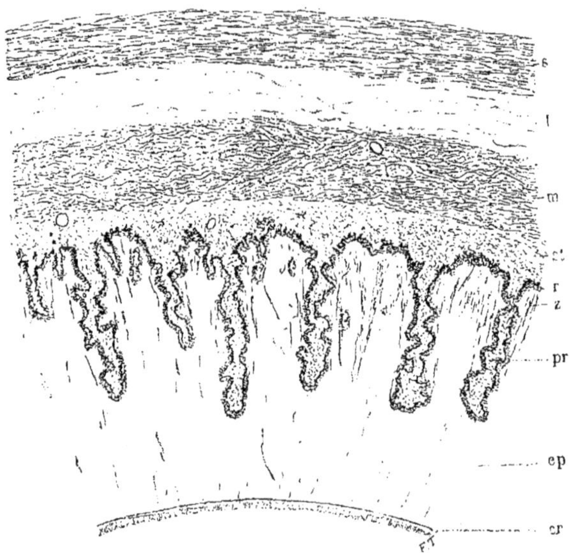

Fig. 4. — *Œil humain adulte.* — Coupe vertico-transversale, au niveau de la tête des procès-ciliaires suivant une ligne passant au-devant du vitré. (Gross. 20 D.) D'après une préparation de M. Rochon-Duvigneaud.

s. Sclérotique. — *l.* Lamina fusca, très apparente par suite du décollement du muscle ciliaire et de la sclérotique. — *m.* Muscle ciliaire. — *st.* Stroma du corps ciliaire. — *r.* Rétine ciliaire avec sa double couche épithéliale revêtant les procès ciliaires et plus fortement pigmentée dans le fond des vallées que sur les parois latérales. — *z.* Fibres de la zonule qui naissent toutes du fond des vallées ciliaires ; jamais on n'en rencontre sur les parties latérales et la crête des procès. — *pr.* Procès ciliaires de hauteur inégale et sillonnés de nombreux plis. Sur le côté gauche de la figure on voit dans le fond des vallées un ou deux plis secondaires coupés perpendiculairement comme les procès eux-mêmes et reconnaissables à leurs dimensions beaucoup plus petites ; quelques-uns sont situés sur les faces latérales des procès. — *cp.* Espace périlenticulaire, la tête des procès ne descendant pas chez l'homme jusqu'à la cristalloïde antérieure. — *cr.* Cristalloïde coupée aux environs de l'équateur et doublée de son épithélium.

renflée, la tête des procès. Celle-ci, qui chez beaucoup d'animaux arrive au contact de la cristalloïde antérieure, en est toujours séparée chez l'homme par une distance moyenne d'un millimètre ; à ce niveau, elle change de direction, se recourbe sur elle-même d'arrière en avant et de bas en haut et va s'insérer à la racine de l'iris en formant une sorte de petit tunnel, l'angle cilio-irien, limité en avant par la face postérieure de l'iris, en haut par l'insertion même du procès et en arrière par sa portion réfléchie.

Les dimensions des procès sont fort variables : les uns, très longs, mesurent 2 millimètres à 2 millim. 5 ; les autres, plus courts et plus étroits, ne dépassent guère un millimètre. On trouve souvent, couchés dans le fond des vallées ciliaires et parallèles aux précédents, un ou deux plis secondaires analogues aux plis de la zone moyenne et visibles seulement à la loupe ; puis, les vallées devenant plus étroites en avant, ces plis occupent alors les faces latérales des procès, parcourues elles-mêmes de nombreux sillons parallèles pour la plupart et déterminant de petites vallées secondaires (voy. fig. 4).

Le nombre des procès ciliaires n'a rien de fixe ; nous en avons toujours compté de 80 à 90, chiffre supérieur à la moyenne de 70 indiquée généralement.

Ces plis jouent ici le même rôle que les valvules conniventes de l'intestin grêle qui augmentent la surface d'absorption ; l'étendue de la rétine ciliaire se trouve accrue par leur présence et partant la surface sécrétante : car on sait aujourd'hui que la sécrétion de l'humeur aqueuse se fait à ce niveau et on donne souvent à cette région le nom de glande ciliaire.

Cette expression, justifiée par la physiologie, peut être acceptée au point de vue anatomique ; sans doute, il n'y a pas là de glande au sens strict du mot, mais on y retrouve tous les éléments d'un appareil sécréteur, la partie vasculaire étant représentée par le stroma choroïdien toujours très riche en vaisseaux, la paroi sécrétante par la double couche de cellules rétiniennes et la cavité de la glande par la chambre postérieure elle-même dans laquelle se déverse l'humeur aqueuse.

Tel est l'aspect de la rétine ciliaire. Dans son ensemble, elle revêt successivement la choroïde, le muscle ciliaire et forme avec la face postérieure de l'iris la paroi antérieure de la chambre postérieure.

Celle-ci, sur les coupes méridiennes, affecte la forme d'un triangle curviligne fermé en avant par la rétine ciliaire et l'iris, en arrière par la membrane hyaloïde doublée du corps vitré ; sa base répond au cristallin et son sommet à l'ora serrata (fig. 2 et 3). A l'état normal, la membrane hyaloïde se poursuit assez loin sur la rétine ciliaire avant de s'en écarter pour aller recouvrir la face postérieure du cristallin ; il en résulte que son sommet ne se prolonge pas tout à fait jusqu'à l'ora serrata. La cavité de la chambre postérieure est purement virtuelle à ce niveau, sauf dans les cas pathologiques, en particulier dans les exsudats pupillaires anciens et dans tous les cas d'hypertonie : l'humeur aqueuse ne pouvant plus se déverser au dehors, s'accumule alors derrière l'iris et peut décoller la membrane hyaloïde jusqu'à l'ora serrata.

Son contenu est rempli par l'humeur aqueuse et traversé par les fibres de la zonule disposées sur deux plans, l'un antérieur, l'autre postérieur (fig. 2, *z*) ; souvent, ces deux plans se coupent obliquement à la partie supérieure, les fibrilles du plan postérieur provenant des parties antérieures de la rétine ciliaire et les fibrilles du plan antérieur des parties postérieures (fig. 3, *z*).

Enfin, on trouve souvent entre les deux plans des fibrilles médianes qui se rendent à l'équateur du cristallin ; nous aurons à revenir sur toutes ces dispositions.

§ III. — Angle cilio-irien ou rétro-iridien.

Les procès ciliaires, nous l'avons vu, descendent un peu au-dessous de la racine de l'iris et la rétine, arrivée à leur sommet, se réfléchit d'arrière en avant et de bas en haut jusqu'à leur insertion terminale pour se continuer là avec sa portion irienne. Elle forme ainsi, dans cette dernière partie de son trajet, un angle à sommet dirigé vers la périphérie limité en avant par la racine de l'iris toujours plus mince à ce niveau, en arrière par la portion réfléchie de la tête du procès correspondant et fermé en haut par la réunion de ces deux parties, c'est l'angle cilio-irien ou rétro-iridien (fig. 2, *ci*) bien différent de l'angle irien (*a*) situé en avant de lui et résultant de la réunion du limbe scléral à la face antérieure du corps ciliaire.

Tandis que ce dernier présente sur un même œil une disposition toujours identique, l'angle cilio-irien de par sa nature même est essentiellement variable suivant l'endroit considéré : nul au niveau des vallées ciliaires, il est plus marqué à la partie moyenne de la tête des procès que sur leurs faces latérales ; enfin, ceux-ci descendant plus ou moins bas, l'angle lui-même est plus ou moins profond. Sa hauteur, mesurée par la distance de son sommet à la partie inférieure du procès correspondant, est en moyenne de 0 millim. 4 à 0 millim. 5. Sa grandeur n'a rien de fixe et dépend de l'écartement ses parois : celles-ci sont-elles très rapprochées, l'angle est alors réduit à une simple fente (fig. 19), tandis que celui formé par le procès ciliaire voisin peut atteindre 45° (fig. 2).

Remarquons que des deux faces qui le constituent, l'antérieure formée par la racine de l'iris est plane et la postérieure sillonnée de nombreux plis.

La situation de cet angle est intéressante à connaître en pratique : il est toujours situé au-dessous de l'angle irien et la différence de niveau varie de 0 millim. 5 à 1 millim. Cette disposition, constante chez l'adulte à l'état normal, n'est pas aussi nette dans le jeune âge. Chez le nouveau-né et dans les premiers mois après la naissance, la différence est à peine marquée et le plus souvent les sommets des deux angles sont sur une même ligne horizontale; chez le fœtus même, l'angle cilio-irien est un peu plus haut que l'autre. C'est que chez l'homme, l'espace limité par l'angle irien est libre, à l'inverse de ce qui existe chez les animaux. M. Rochon-Duvigneaud, qui a bien insisté sur cette disposition, a montré que chez le fœtus, il est rempli par un réseau conjonctif embryonnaire représentant le ligament pectiné des mammifères et destiné à se résorber chez l'adulte (1). Peut-être n'a-t-il pas complètement disparu à la naissance et ceci nous explique les différences d'aspect que nous venons d'indiquer.

Ajoutons que les états pathologiques modifient aussi cette situation. Dans le glaucome, en particulier, c'est l'inverse qui se produit ; l'augmentation de pression intra-oculaire détermine l'accolement de la racine de l'iris au limbe scléral sur une étendue plus ou moins grande ; l'angle irien devient plus aigu, disparaît même à peu près complètement et son sommet se trouve alors bien plus rapproché de l'axe antéro-postérieur de l'œil que celui de l'angle cilio-irien ; en même temps, la grandeur de ce dernier augmente par suite de l'écartement de ses parois et de l'atrophie de la membrane irienne et il prend la forme d'un large fossé ayant un fond et deux parois.

(1) ROCHON-DUVIGNEAUD. *Recherches sur l'angle de la chambre antérieure et le canal de Schlemm.* Th. de Paris, 1892. G. Stenheil, éditeur.

CHAPITRE II

Structure de la rétine ciliaire.

La rétine ciliaire est formée de deux couches de cellules intimement accolées dans toute leur étendue, l'interne claire, l'externe pigmentée, et limitées en dehors par la lame vitrée de la choroïde qui se poursuit jusqu'à la racine de l'iris. En dedans, la limite est moins nette et prête à discussion : on la décrit généralement, depuis Brücke, sous le nom de membrane basale ou lame vitrée; nous verrons ce qu'il faut en penser.

La couche pigmentée n'est que la continuation de l'épithélium pigmenté de la rétine et varie peu dans toute son étendue. La seconde, au contraire, représente à elle seule les neuf autres couches de la membrane visuelle et nous offre des particularités intéressantes à son origine et à sa terminaison. Au voisinage de l'angle cilio-irien, elle perd sa transparence et se charge de pigment ; au niveau de l'ora serrata, elle se continue avec les éléments de la rétine suivant un mode encore discuté.

Ces modifications anatomiques nous permettront de suivre ici le plan du chapitre précédent et nous étudierons successivement la rétine ciliaire proprement dite, son origine et sa terminaison.

§ I. — Rétine ciliaire proprement dite.

A. — **Couche externe ou couche pigmentée.** — Elle n'est autre que l'épithélium pigmentaire de la rétine qui se poursuit jusqu'à la racine de l'iris sans présenter de modifications appréciables.

Cet épithélium n'offre plus ici, comme en arrière de l'ora serrata, ces prolongements délicats qui pénètrent entre les segments externes des cônes et des bâtonnets et s'avancent jusqu'à la membrane limitante externe sous l'influence de la lumière.

Le pigment y est beaucoup plus abondant et très inégalement réparti : il occupe toute l'étendue de la cellule, empiétant même sur les cellules claires de la couche suivante et forme sur les coupes une ligne noire ininterrompue, légèrement festonnée (fig. 5) et plus épaisse au niveau des deux tiers inférieurs de la rétine ciliaire qu'à sa partie supérieure (fig. 2), ce qui nous explique la coloration moindre de la zone postérieure (*a*, fig. 1). De même, le fond des vallées ciliaires est beaucoup plus fortement pigmenté que les parois latérales et les crêtes des procès (fig. 4 et 8). D'ailleurs, cette plus ou moins grande abondance du pigment n'a rien de fixe et varie suivant les individus.

Il se présente sous forme de petits grains arrondis, visibles surtout à la périphérie de la cellule où on en trouve toujours quelques-uns isolés; certains même occupent la couche sous-jacente et sont particulièrement visibles, tranchant par leur coloration brunâtre sur le fond clair de la cellule ; la plupart sont réunis en amas très irréguliers et diversement groupés. Ces granulations fortement réfringentes ressemblent à de petites gouttelettes de graisse fixées par l'acide osmique. Elles sont régulièrement sphériques, claires au centre, plus foncées à la périphérie et leur volume est très variable : les unes se voient à peine, les autres, beaucoup plus grosses, semblent résulter de la fusion de plusieurs petites en une seule et entre ces deux formes se trouvent tous les intermédiaires ; leur diamètre varie d'un à plusieurs μ.

La présence du pigment rend à peu près impossible l'examen des cellules qui le contiennent.

Il faut, pour étudier leur morphologie, recourir à la rétine du lapin albinos ou bien prendre chez l'homme un sujet très blond et faire des coupes extrêmement fines. On arrive alors à voir les cellules avec leur noyau, mais elles sont toujours plus ou moins masquées par le pigment. Il est donc nécessaire de se débarrasser de ce pigment, et nous avons employé pour cela la méthode indiquée par Griffith. Elle a l'inconvénient d'altérer un peu le protoplasma de la cellule auquel elle donne une apparence granulée, aussi est-il bon d'examiner sur d'autres préparations traitées par les procédés habituels les quelques parties non envahies par le pigment pour se rendre compte de son véritable aspect (1).

(1) Voici cette méthode :

La pièce ayant été fixée et lavée à l'eau est plongée dans une solution d'euchlorine ainsi composée :

Chlorate de potasse	1	gram.
Acide chlorhydrique	3	—
Eau distillée	150	—

et maintenue à l'abri de la lumière dans un flacon bouché à l'émeri, afin d'empêcher le dégagement de chlore qui ferait perdre au mélange ses propriétés. Puis, toute trace de pigment ayant disparu, la pièce lavée et déshydratée est coupée suivant la méthode habituelle.

La dépigmentation par ce procédé est très lente ; la pièce doit séjourner plusieurs jours dans l'euchlorine et les tissus sont toujours un peu altérés. Pour éviter cet inconvénient, nous avons préféré plonger les coupes elles-mêmes dans ce mélange : celles-ci ayant été faites à la paraffine, puis, collées sur lame, sont débarrassées de leur masse d'inclusion, lavées à l'eau et plongées dans la solution d'euchlorine. La dépigmentation est alors très rapide par suite de la minceur de la coupe et les éléments sont à peine modifiés.

Il est impossible d'agir de la même manière avec des coupes faites à la celloïdine :

Sur des préparations ainsi obtenues, cette couche se montre formée d'une rangée unique de cellules étroitement accolées et occupe toute l'étendue de la rétine ciliaire (*b*, fig. 6). Elle se continue sans aucune modification au niveau de l'ora serrata avec l'épithélium pigmentaire de la rétine et se prolonge en bas jusqu'au bord pupillaire. Ces cellules, décrites par H. Müller comme des cellules rondes (1), sont un peu plus hautes que larges et revêtent une forme cubique : elles possèdent un noyau arrondi très apparent, finement nucléé, situé en général au centre de la cellule et sont limitées par une mince membrane d'enveloppe ; leur protoplasma, très légèrement granuleux, se laisse plus facilement colorer que celui de la couche suivante, en particulier sur les préparations traitées par l'euchlorine. Leur dimension, toujours inférieure à celle des cellules claires, mesure chez l'homme $0^{mm},01$ environ.

Elles répondent en dedans aux cellules claires de la couche sous-jacente et il ne semble pas y avoir entre les deux cette membrane anhiste intermédiaire signalée par Berger (2) et représentant pour lui la limitante externe de la rétine qui d'ailleurs ne se prolonge pas au delà de l'ora serrata. Leur base repose sur la lame vitrée de la choroïde : elle n'est pas absolument plane et se relève à ses extrémités en se continuant avec les parois latérales de la cellule ; elle forme ainsi avec les cellules voisines de petits espaces triangulaires à sommet antérieur dans lesquels se trouvent de fines fibrilles qui parcourent l'espace intercellulaire.

Tous ces détails sont bien visibles dans la figure 10 ; le pigment reporté à la partie antérieure laisse libre toute sa partie profonde et permet de voir ces fibrilles qui, pour Topolanski,

celle-ci se ramollit sous l'influence de l'euchlorine et forme un magma dans lequel on ne distingue rien.

(1) H. Müller. Anatomisch. physiologische Untersuchungen über die Retina bei Menschen und Wirbelthieren. *Zeitsch. f. wissenschaft. Zoologie*, 1857.

(2) Berger. *Traité d'anatomie normale et pathologique de l'œil*, 1893.

proviendraient du stroma choroïdien (1) ; nous verrons ce qu'il faut penser de cette opinion.

B. — **Couche interne ou couche des cellules claires.** — Cette couche est formée de hautes cellules cylindriques placées côte à côte et très régulièrement disposées (Palissadenförmig des auteurs allemands, cellules disposées en forme de palissade). Elles ont un protoplasma légèrement granuleux comme celui des cellules pigmentées ; le noyau volumineux et finement nucléé est situé généralement au centre de la cellule, quelquefois déplacé vers la base externe du côté de la couche pigmentée, plus rarement vers la périphérie. Leurs dimensions varient beaucoup suivant la région examinée : très élevées sur toute la portion plane de la rétine ciliaire, surtout au voisinage de l'ora serrata où elles mesurent deux à trois fois la hauteur des cellules pigmentées, elles diminuent en se rapprochant des procès, deviennent cubiques et se présentent ainsi sous deux aspects bien différents.

α) Cellules de la portion plane (fig. 5, *a* et fig. 7). — Ces cellules, franchement cylindriques, ressemblent assez aux cellules à plateau de la muqueuse de l'intestin ; elles mesuraient $0^{mm},04$ sur la préparation, tandis que celles de la couche externe n'atteignaient pas $0^{mm},02$. De plus, elles ne sont pas implantées perpendiculairement sur cette couche mais obliquement dirigées d'arrière en avant et inclinées toutes dans la direction des procès ciliaires.

Cette disposition est surtout très nette sur les coupes méridiennes au voisinage de l'ora serrata, comme si à ce niveau les cellules les plus antérieures avaient cédé sous la pression et entraîné les autres à leur suite ; elles se montrent ainsi régulièrement adossées les unes contre les autres et rappellent assez bien ces rangées de dominos placés d'abord verticalement et dans

(1) Topolanski. Ueber Bau der Zonula und Umgebung nebst Bemerkungen über das albinotische Auge. *A. von Græfe's Archiv*, t. XXXVII, n° 2, p. 28.

lesquelles la chute du premier détermine celle de tous les autres (fig. 5 et 7). Implantées par leur base sur les cellules de la couche

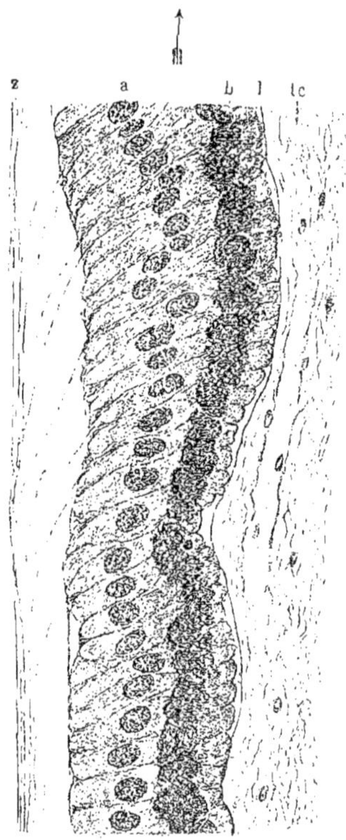

FIG. 5. — *Rétine ciliaire. Sujet de 37 ans.* — Coupe méridienne. Point situé à un millimètre en avant de l'ora serrata. (Gross. 1200 D.)

(La flèche dans cette figure et les figures suivantes est dirigée vers l'ora serrata.)

tc. Tissu choroïdien. — *l*. Lame vitrée de la choroïde formant la limitante externe de la rétine ciliaire et séparant la couche pigmentée du stroma choroïdien. — *b*. Couche pigmentée. Le pigment laisse libre toute la partie postérieure de la cellule, empiétant un peu sur la couche suivante et forme une ligne noire festonnée ininterrompue. Hauteur des cellules de cette couche : 0mm,01. — *a*. Couche des cellules claires beaucoup plus hautes que les précédentes (0mm,03 à 0mm,04) et dirigées obliquement d'arrière en avant. Leur base, large, repose sur la couche précédente, tandis que leur extrémité effilée s'incline sur la cellule suivante et répond aux fibres de la zonule *z*.

pigmentée, elles s'effilent à leur extrémité libre qui se recourbe

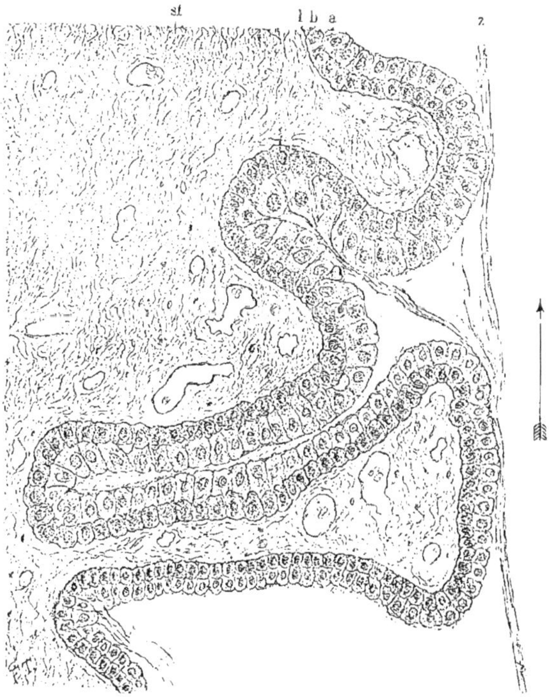

FIG. 6. — *Rétine ciliaire. Même sujet.* — Coupe méridienne. Point situé au voisinage de la tête des procès. (Gross. 500 D. environ.)

(Fixation dans le liquide de Lindsay et inclusion à la paraffine. La coupe, collée sur lame et débarrassée de la paraffine, a été plongée 48 heures dans l'euchlorine, lavage à l'eau et coloration légère à la thionine phéniquée.)

st. Stroma choroïdien. — *l*. Lame vitrée de la choroïde formant la limite externe de la rétine ciliaire. — *b*. Couche pigmentée avec ses cellules débarrassées de leur pigment et dont on voit bien la forme cubique. — *a*. Couche des cellules claires, beaucoup moins élevées qu'au voisinage de l'ora serrata (hauteur 0,01) ; celles du fond des vallées ciliaires plus allongées présentent une extrémité effilée et sont en rapport intime avec les fibres zonulaires *z*. On trouve çà et là entre les cellules claires une ou deux vacuoles.

d'arrière en avant en formant avec le corps de la cellule un angle plus ou moins obtus ouvert en avant et dans lequel vient se loger la face postérieure légèrement convexe de la cellule suivante.

Ainsi imbriquées à la façon des tuiles d'un toit, elles sont en rapport intime avec les fibrilles de la zonule qui reposent sur elle et dont le nombre s'accroît au fur et à mesure qu'on se rapproche des procès. Beaucoup de ces fibrilles semblent même se

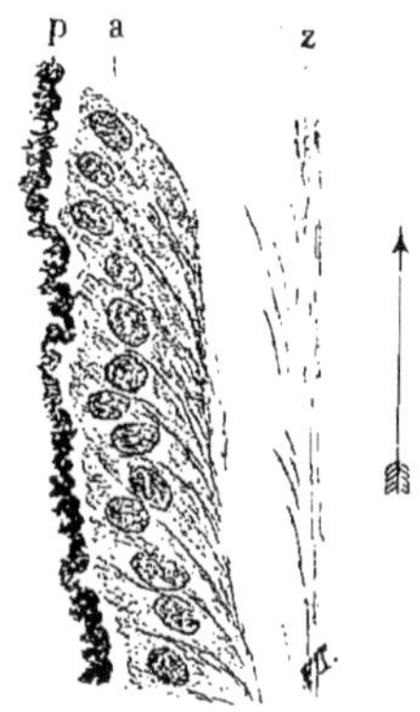

FIG. 7. — *Rétine ciliaire. Même sujet.* — Coupe méridienne. Point situé à $0^{mm},3$ en avant de l'ora serrata (Gross. 500 D.)

a. Cellules de la couche non pigmentée avec quelques grains de pigment adhérents à leur base (*p*). Ces cellules, inclinées toutes vers les procès ciliaire sont recourbées à leur extrémité libre et imbriquées à la façon des tuiles d'un toit ; elles s'effilent à ce niveau et semblent se continuer avec les fibres zonulaires (*z*).

continuer avec l'extrémité effilée de la cellule et Schœn (1), se fondant sur cette disposition, considère les fibres zonulaires comme un prolongement cellulaire extrêmement allongé ; nous aurons l'occasion de revenir sur cette interprétation.

β) RÉGION DES PROCÈS (fig. 6 et 8). — En s'éloignant de l'ora serrata, les cellules diminuent de hauteur et deviennent cubiques ; au voisinage de la racine de l'iris leur volume ne dépasse pas celui des cellules de la couche pigmentée.

(1) SCHŒN. *Loco citato.*

Leur aspect est très différent suivant qu'on les considère

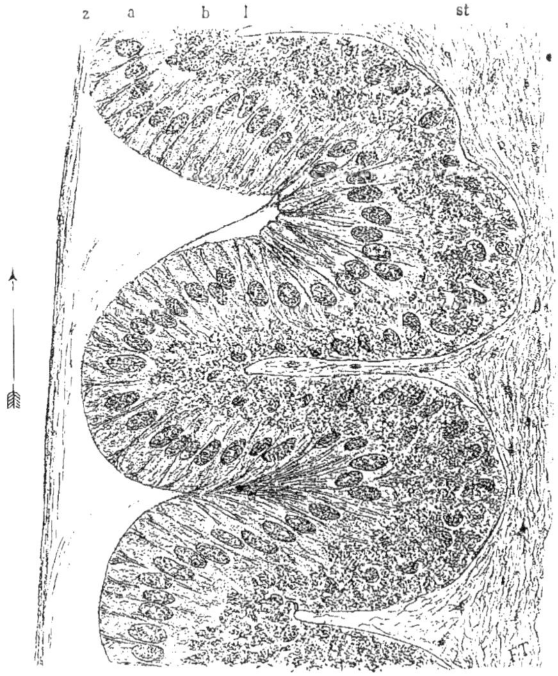

FIG. 8. — *Rétine ciliaire. Cheval.* — Coupe méridienne au niveau des procès. (Gross. 500 D.)

(Fixation dans le liquide de Zenker ; inclusion à la paraffine et coloration à la thionine phéniquée.)

st. Stroma de la choroïde. — *l*. Lame vitrée de la choroïde formant la limite externe de la rétine ciliaire. — *b*. Couche pigmentée laissant voir par transparence les noyaux des cellules qui la constituent. Le pigment est plus abondant dans le fond des vallées que sur les parois latérales et la crête des procès et empiète un peu sur la base des cellules suivantes. La hauteur de ces cellules était de 0 millim. 03 au niveau des vallées et 0 millim. 01 à 0 millim. 02 au niveau des crêtes. — *a*. Couche des cellules claires : celles du fond des vallées, plus allongées et terminées par une extrémité effilée, mesuraient 0 millim. 06 ; celles des parois latérales et des crêtes des procès sont moins élevées (0 millim. 03) et la disposition en arcades des fibres de soutènement est très nette à ce niveau. — *z*. Fibrilles de la zonule se prolongeant dans le fond des vallées où elles se confondent plus ou moins avec l'extrémité libre des cellules claires.

dans le fond des vallées ou sur les crêtes ciliaires. Là les cellules très allongées et effilées à leur extrémité libre ressemblent beaucoup à celles de la portion plane : elles convergent l'une vers l'autre et leur sommet répond aux fibrilles de la zonule qui arrivent à leur contact et semblent les continuer. Sur les parties latérales et au niveau des crêtes, elles sont beaucoup plus basses et revêtent une forme cubique.

Enfin, quelle que soit la région considérée, on trouve entre ces

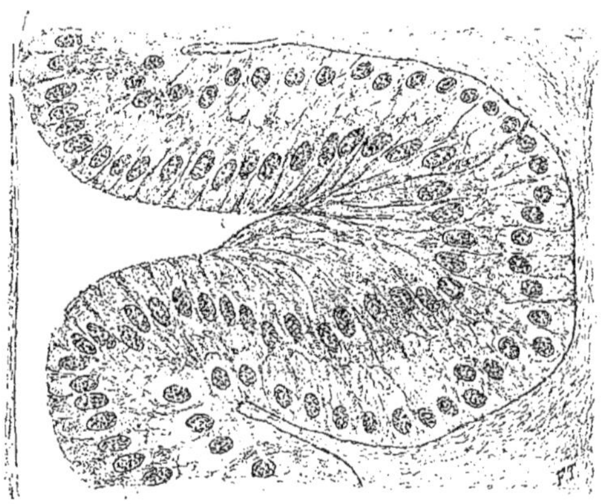

FIG. 9. — *Rétine ciliaire. Cheval.* — Coupe méridienne au niveau de la tête des procès (Gross. 400 D). (Même préparation que la précédente, traitée par l'euchlorine et colorée ensuite à la thionine phéniquée.)

(Les fibrilles de soutènement se prolongent entre les cellules de la couche pigmentée jusqu'à la lame vitrée de la choroïde.)

cellules des fibrilles très nombreuses qui donnent au protoplasma une apparence fibrillaire et ne sont autres que les fibres de soutien de la rétine proprement dite se continuant dans toute l'étendue de la rétine ciliaire dont elles forment le squelette.

Ces fibrilles se terminent en dedans par une base élargie qui comble l'espace angulaire limité par l'extrémité libre de deux cellules voisines et donne à celle-ci un aspect cubique. Par leur réunion, elles forment ainsi une série d'arcades bien décrites par

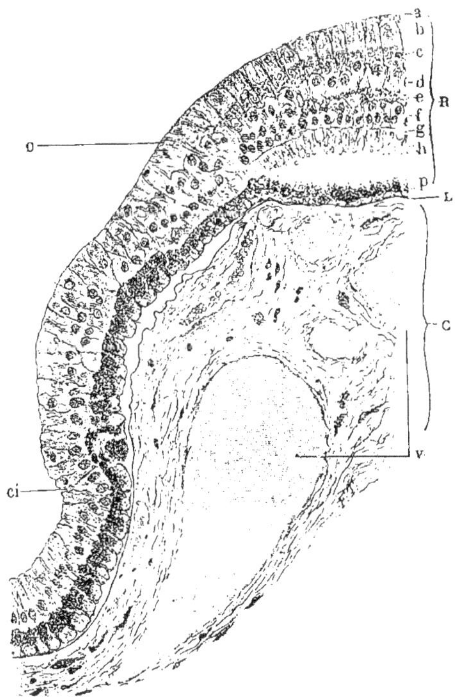

FIG. 10. — *Coupe méridienne de la rétine ciliaire au niveau de l'ora serrata. Cheval* (Gross. 210 D). (Inclusion à la paraffine et coloration à la thionine phéniquée.)

c. Choroïde avec de nombreux vaisseaux, des veines très volumineuses en particulier (*v*), plongés au milieu du stroma. — *l*. Lame vitrée décollée sur la plus grande partie de son étendue et se continuant au delà de l'ora serrata pour former la limitante externe de la rétine ciliaire (*ci*). — *r*. Rétine physiologique dont presque toutes les couches s'arrêtent au niveau de l'ora serrata (*o*). Seules la couche granuleuse interne (*d*) et les fibres de soutien (*b*) se continuent avec la couche des cellules claires ; les cônes et les bâtonnets (*h*), la limitante externe (*g*) et la couche granuleuse externe (*f*) s'arrêtent à ce niveau. — Entre la terminaison de la rétine physiologique (*o*) et la naissance de la rétine ciliaire (*ci*) se trouve une zone intermédiaire large d'un millimètre environ qui forme la transition entre ces deux régions. — *p*. Épithélium pigmenté de la rétine qui se poursuit sans transition et forme la couche externe de la rétine ciliaire. Le pigment est reporté en avant et laisse voir la base des cellules avec les fibres de soutien qui se prolongent jusqu'à la limitante externe.

Czermak (1) et visibles surtout sur les parois latérales et les crêtes des procès ; dans le fond des vallées et sur toute la portion plane de la rétine ciliaire, cette disposition est bien moins nette et les cellules conservent l'aspect effilé que nous avons décrit (fig. 7 et 8). En dehors, les fibres de soutien se prolongent jusqu'à la couche pigmentée qu'elles traversent et se terminent dans la lame vitrée du corps ciliaire. Il est difficile de les suivre à travers le pigment, mais on les retrouve en arrière de celui-ci lorsqu'il n'est pas très abondant. Dans la figure 10, le pigment reporté en avant laisse libre la base des cellules et permet de voir les fibrilles intermédiaires.

On a souvent confondu ensemble ces deux éléments de la rétine ciliaire : les cellules claires et les fibres de soutènement ; il est facile de montrer leur autonomie. Berger (2) conseille pour cela de soumettre les coupes à l'action d'une solution de pepsine et d'acide chlorhydrique (12 p. 100) ; les cellules cylindriques disparaissent et il ne reste plus que les fibres radiées.

Nous avons obtenu le même résultat sur des préparations traitées par l'euchlorine : la disparition du pigment permet de suivre les fibrilles à travers la couche pigmentée jusqu'à la lame vitrée de la choroïde (fig. 9). Dans la figure 11 la couche des cellules pigmentées s'est décollée sur une assez grande étendue et les fibres de soutènement en partie rompues sont restées adhérentes à la lame vitrée.

C. — **Limitante externe ou lame vitrée de la choroïde**. — La lame vitrée de la choroïde se poursuit sur toute l'étendue de la rétine ciliaire jusqu'à la racine de l'iris et présente ici une épaisseur plus grande qu'au niveau de la rétine physiologique. Tandis que sa face externe est lisse et répond au stroma choroïdien, l'interne, en rapport avec la couche pigmentée, est hérissée de petites saillies qui viennent combler l'espace angulaire limité

(1) CZERMAK. La question de la zonule. *Von Græfe's Archiv*, XXXI.

(2) BERGER. *Loco citato*.

par deux cellules voisines et donnent insertion aux fibrilles intercellulaires décrites plus haut. Cette disposition est très nette sur la figure 11 : la couche pigmentée s'est séparée de la lame vitrée par suite d'un accident dans la préparation et on

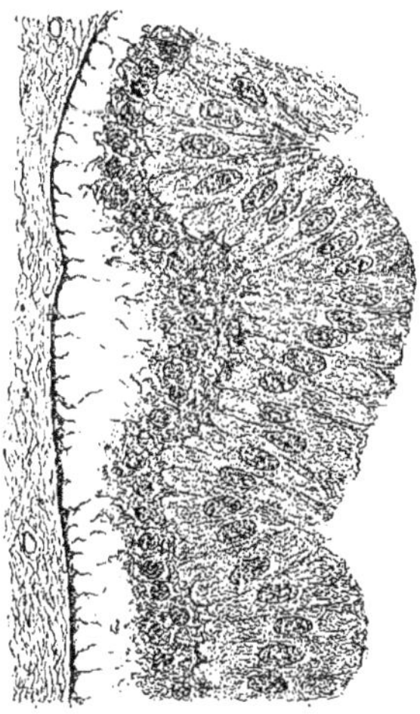

FIG. 11. — *Rétine ciliaire.* — *Coupe méridienne au voisinage de l'ora serrata.*

(La coupe faite après inclusion dans la paraffine a été plongée quarante-huit heures dans l'euchlorine et colorée ensuite à la thionine phéniquée.)

Les noyaux de la couche pigmentée sont ici bien visibles, le pigment ayant disparu. Cette couche s'est séparée de la lame vitrée et entre les deux on voit des fibres de soutènement rompues et adhérentes à celle-ci.

voit entre les deux des fibres de soutènement rompues et adhérentes à cette lame qui présente ainsi un aspect villeux.

Toutes ces fibres viennent donc prendre insertion à la face interne de la lame vitrée qui pour cette raison est beaucoup plus adhérente à la couche pigmentée qu'au tissu choroïdien. Il suffit pour s'en convaincre, de faire l'expérience suivante : si sur un œil ayant séjourné dans l'alcool au tiers on cherche à arracher l'épithélium pigmenté, on entraîne toujours avec lui la lame vitrée. Nulle part elle ne présente de solution de continuité et jamais on ne voit les fibres conjonctives du stroma choroïdien traverser la lame vitrée et pénétrer entre les cellules de la rétine ciliaire comme l'a décrit Topolanski (1).

Examinée à plat, cette surface présente une série d'élevures et de dépressions qui lui donnent un aspect réticulé (réticulum du corps ciliaire de H. Müller) et délimitent en s'anastomosant les unes avec les autres des mailles de grandeur variable dans le fond desquelles se trouve imbriqué du pigment (fig. 12). Ces

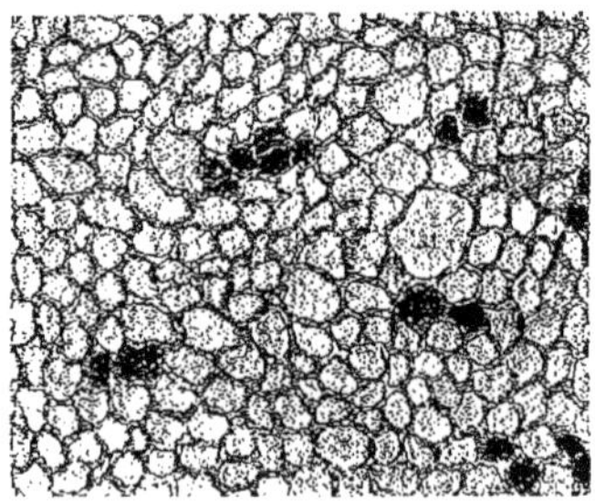

FIG. 12. — *Lame vitrée de la choroïde, vue par sa face interne* (d'après une préparation de M. HOCQUARD).

On voit à ce niveau une série d'élevures et de dépressions dans lesquelle se trouve imbriqué du pigment.

mailles sont d'autant plus serrées qu'on se rapproche de la racine de l'iris et les plus petites à ce niveau ne dépassent pas 0 millim. 01. Chaque cellule pigmentaire se trouve donc emboîtée pour ainsi dire dans chacune de ces mailles et les fibres de soutènement qui viennent s'insérer sur elles ont peut-être une influence sur leur formation.

D. — **Limitante interne.** — Désignée par la plupart des auteurs allemands depuis Brücke sous le nom de lame vitrée, elle est formée par l'extrémité élargie des fibres de soutènement.

Cette expression de lame vitrée qui prête à confusion doit donc

(1) TOPOLANSKI, *Loco citato*.

disparaître, car il n'y a pas là de véritable lame et cette limite n'est pas continue. Très nette sur les parois latérales et le sommet des crêtes ciliaires, elle n'existe plus au voisinage de l'ora serrata et dans le fond des vallées en tant que membrane vitrée; ici, l'extrémité effilée de la cellule se confond plus ou moins avec les fibrilles de la zonule et ne présente pas de limite bien précise. On trouve même souvent à ce niveau une sorte de substance mucigène située à l'extrémité libre de la cellule, comme si la sécrétion était plus active en cet endroit; nous reviendrons sur cette disposition en étudiant l'origine des fibres de la zonule.

§ II. — Ora serrata.

L'ora serrata forme la transition entre la rétine ciliaire et la rétine physiologique et résulte de la réduction brusque des neuf premières couches de cette dernière en une seule, la couche des cellules claires. Elle se fait suivant une ligne sinueuse, d'où l'apparition des dentelures et des festons signalés plus haut, mais la choroïde n'y prend aucune part. La transition chez l'homme est extrêmement brusque : la rétine se termine par un bord taillé à pic et forme avec la couche des cellules claires un angle presque droit (fig. 13, *o*). Elle est beaucoup plus douce chez les animaux ; chez le cheval même, on trouve une zone intermédiaire large d'un millimètre environ et dans laquelle les éléments de la rétine se confondent et se fusionnent avant de se réduire à une seule couche (fig. 10).

Le mode de disparition des éléments de la rétine physiologique au niveau de l'ora serrata est encore discuté. D'après certains auteurs, Brücke, Hocquard, Claeys, les cellules claires de la rétine ciliaire ne seraient autres que les cellules épithéliales du feuillet distal de la vésicule oculaire secondaire restées à l'état embryonnaire et n'ayant subi aucune transformation. Mais cette manière de voir n'est pas confirmée par les faits : l'étude de la rétine ciliaire nous l'a montrée formée de deux éléments, les cellules claires et les fibres de soutènement, ce qui ne peut s'expliquer sans admettre une transformation des cellules primitives. La difficulté commence quand il s'agit de savoir les éléments de la rétine physiologique qui ont disparu ou ne se sont pas différenciés. Elle provient de ce qu'à ce niveau toutes les couches de la rétine se confondent plus ou moins avant de se

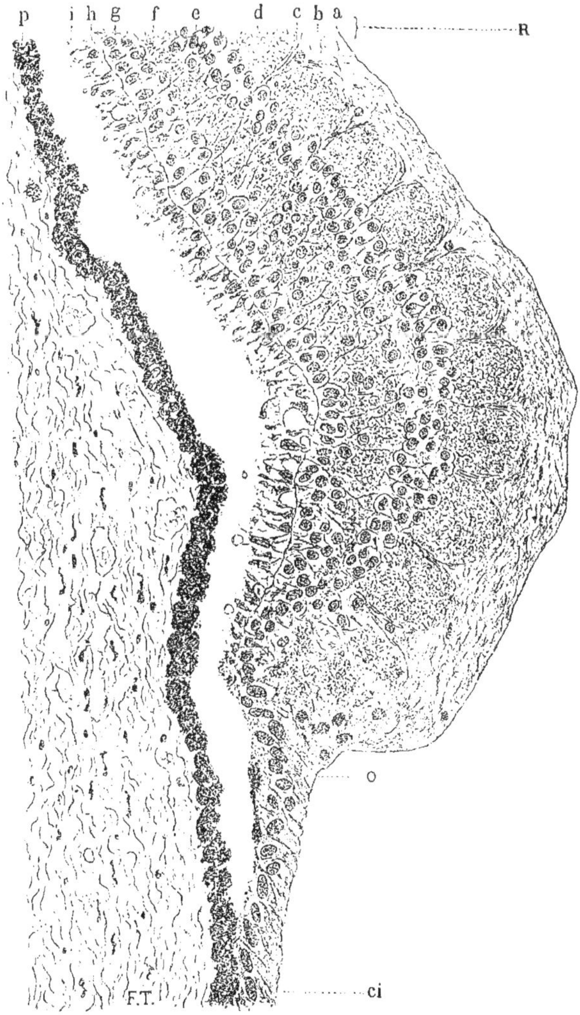

FIG. 13. — *Région de l'ora serrata. Sujet de 37 ans.* — Coupe méridienne. (Gross. 210 fois.)

R. Rétine physiologique avec ses dix couches. — *ci*. Rétine ciliaire. — *o*. Ora serrata.

réduire à une seule. On peut cependant sur de bonnes coupes suivre la disparition des différentes couches. Elles se fait dans l'ordre suivant (fig. 13) :

Les cônes et les bâtonnets (*i*) disparaissent les premiers ainsi que la limitante externe (*h*) ; puis, la couche moléculaire ou plexus cérébral de Ranvier (*d*), la couche des grosses cellules ganglionnaires (*c*) et la couche des fibres nerveuses (*b*) disparaissent à leur tour.

Enfin, la limitante interne (*a*) n'existe plus en tant que membrane limitante, nous l'avons vu, et la rétine se trouve ainsi réduite aux deux couches granuleuse externe (*g*) et granuleuse interne (*e*) plus ou moins fusionnées, la couche inter-granuleuse (*f*) ayant disparu. En examinant bien la préparation, on voit que la couche granuleuse interne s'infléchit vers la couche pigmentée en décrivant une courbe à concavité interne et se prolonge seule, en réalité, pour se continuer avec la couche des cellules claires de la rétine ciliaire, tandis que la couche granuleuse externe s'arrête. Ainsi donc la couche granuleuse externe qui représente le corps des cellules visuelles disparaît en même temps que les cônes et les bâtonnets et seule la couche granuleuse interne (couche des cellules bipolaires et unipolaires) se poursuit pour former la couche interne non pigmentée de la rétine ciliaire.

C'est la disposition décrite par Henle, mais elle n'est pas absolument nette chez l'homme et pour la mettre en évidence nous avons eu recours à l'anatomie comparée et à l'embryologie.

Chez la poule (fig. 14) la transition entre les deux rétines est beaucoup moins brusque : les cônes et les bâtonnets disparaissent et avec eux la limitante externe et la couche granuleuse externe. La couche granuleuse interne persiste seule avec le tissu de soutien pour se continuer avec la couche des cellules claires de la rétine ciliaire, et toutes les couches situées en dedans d'elle s'arrêtent au niveau de l'ora serrata.

Sur la rétine du lapin (fig. 16), la disposition est aussi très nette : la couche granuleuse interne se continue seule avec la

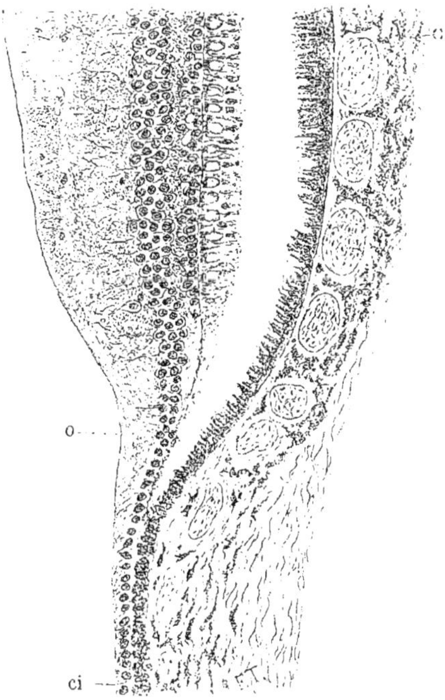

FIG. 14. — *Région de l'ora serrata. Poule.* — Coupe méridienne. (Gross. 200 D.) Fixation dans le liquide de Lindsay, inclusion à la paraffine, coloration à la thionine phéniquée.

R. Rétine dont la couche pigmentée est restée adhérente à la choroïde. Elle se continue avec la rétine ciliaire au niveau de l'ora serrata (*o*), mais la transition est beaucoup plus douce ici que chez l'homme. — La couche des cônes et des bâtonnets disparaît et la couche granuleuse externe s'arrête avec elle en même temps que la limitante externe. Seule la couche granuleuse interne se poursuit avec les fibres de soutien pour former la couche des cellules claires de la rétine ciliaire (*ci*). — *c*. Choroïde avec de nombreux vaisseaux remplis de globules sanguins nucléés.

couche des cellules claires de la rétine ciliaire, tandis que la couche granuleuse externe, les cônes et les bâtonnets et la limitante externe disparaissent.

La figure présente ici une disposition intéressante et que nous avons souvent rencontrée chez l'homme : la rétine est décollée jusqu'à l'ora serrata (le décollement, on le sait, ne dépasse jamais cette limite) et au voisinage de celle-ci, entre elle et l'épithélium pigmenté (nous employons cette expression bien que le pigment n'existe pas ici, puisque l'œil provenait d'un

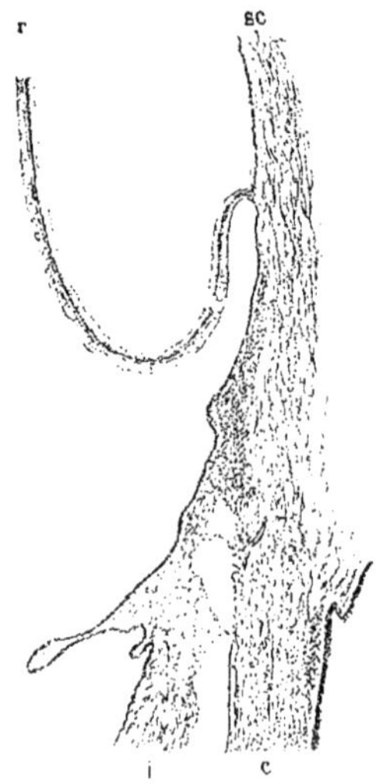

FIG. 15. — *Segment antérieur de l'œil d'un lapin albinos.* — Coupe méridienne. (Gross. 15 D.)

sc. Sclérotique et choroïde. — *c.* Cornée. — *i.* Iris. — *r.* Rétine décollée jusqu'à l'ora serrata et se continuant à partir de ce point avec la rétine ciliaire.

(Cette préparation est destinée à faire comprendre la figure suivante.)

lapin albinos), se trouvent des filaments rompus et adhérant d'une part à l'épithélium et de l'autre à la membrane visuelle.

Nul doute qu'il ne s'agisse de fibres de soutènement qui ne rencontrant plus la limitante externe se prolongent entre les cellules de l'épithélium pigmenté jusqu'à la lame vitrée de la choroïde ; ceci nous explique pourquoi l'adhérence de la rétine à la couche pigmentée commence un peu en arrière de l'ora serrata.

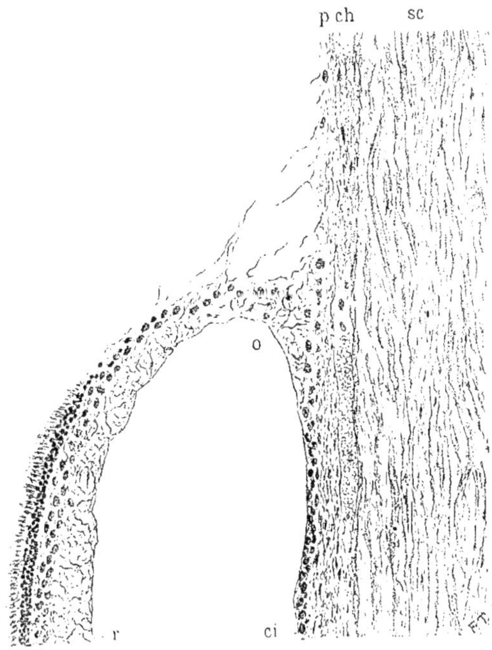

FIG. 16. — *Région de l'ora serrata. Œil de lapin albinos.* — Même préparation que figure 15, mais vue à un grossissement plus fort.

sc. Sclérotique. — *ch.* Choroïde. — *p.* Épithélium pigmenté de la rétine (le pigment n'existe pas ici puisque l'œil provient d'un lapin albinos). — *r.* Rétine. La couche des cônes et des bâtonnets s'arrête en même temps que la couche granuleuse externe et la couche granuleuse interne se poursuit seule avec le tissu de soutien pour se continuer avec la couche des cellules claires de la rétine ciliaire.

La rétine est complètement décollée jusqu'à l'ora serrata et on trouve à ce niveau entre elle et l'épithélium pigmenté des filaments rompus adhérant d'une part à l'épithélium, de l'autre à la rétine et qui ne sont autre chose que des fibres de soutien allant s'insérer à la lame vitrée de la choroïde par suite de la disparition de la limitante externe.

Chez le fœtus, on assiste à la transformation. La figure 17 représente le segment antérieur d'un œil de fœtus humain de 20 millim. Le feuillet distal de la vésicule oculaire secondaire est déjà différencié en deux couches et l'externe seule se prolonge au delà de l'ora serrata pour se continuer avec la couche interne de la rétine ciliaire.

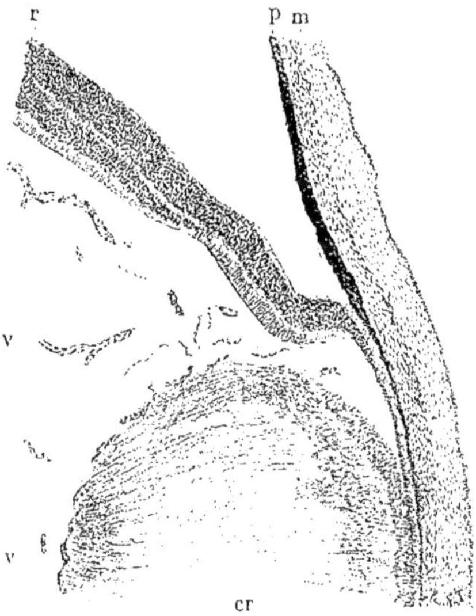

FIG. 17. — *Segment antérieur d'un œil d'embryon humain de 20 millim. de long.* Coupe méridienne. (Gross. 60 D.)

m. Mésoderme déjà différencié en deux couches, l'une externe claire qui formera la sclérotique, l'autre interne foncée qui va former la choroïde. — *p*. Épithélium pigmenté de la rétine représentant le feuillet proximal de la vésicule oculaire secondaire. — *r*. Feuillet distal de la vésicule oculaire secondaire qui donnera naissance aux neuf autres couches de la rétine et déjà différencié en deux couches : l'interne s'arrête au niveau de ce qui sera plus tard l'ora serrata et l'externe se poursuit au delà pour se continuer avec la couche interne de la future rétine ciliaire. — *v*. Vaisseaux du corps vitré formant autour du cristallin *cr* la capsule vasculaire de cette lentille.

Dans la figure suivante (fig. 18), la différenciation est beaucoup plus avancée et la partie externe (*a*) du feuillet distal de la vésicule oculaire secondaire est divisée en deux couches : l'externe donnera naissance aux cônes et aux bâtonnets et à la couche granuleuse externe et s'arrête à l'ora serrata (*o*) ; l'interne très épaisse représente à elle seule la future couche gra-

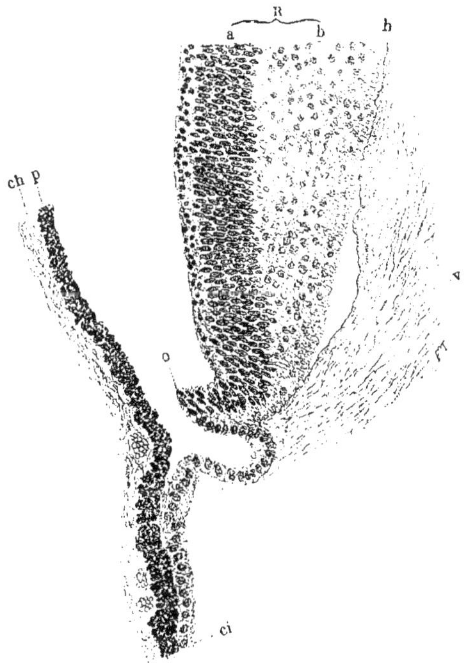

FIG. 18. — *Œil de fœtus humain de 20 centim. et demi de long (4 mois et demi). Région de l'ora serrata.* — Coupe méridienne. (Gross. 130 D.)

(L'œil pris aussitôt après l'expulsion du fœtus a été fixé dans le liquide de Zenker et inclus à la paraffine. Coloration à la thionine phéniquée.)

ch. Choroïde. — *p.* Épithélium pigmenté de la rétine représentant le feuillet proximal de la vésicule oculaire secondaire. — *R.* Feuillet distal de la vésicule oculaire secondaire, qui formera à lui seul les neuf autres couches de la rétine, nettement différencié en deux couches ; l'interne (*b*) va former les couches internes de la membrane visuelle, l'externe (*a*) est déjà subdivisée en deux couches, l'une externe très mince qui va donner naissance aux cônes et aux bâtonnets et à la couche granuleuse externe et s'arrête à l'ora serrata *o*, l'autre interne qui représente à elle seule, malgré son épaisseur, la couche granuleuse interne et se continue avec la couche des cellules claires de la rétine ciliaire (*ci*) au delà de l'ora serrata. — *V.* Corps vitré. — *h.* Membrane hyaloïde. Les procès ciliaires étaient très nets sur la préparation mais nulle part on ne trouvait de fibres zonulaires si ce n'est quelques fibrilles semblant naître du fond des vallées ciliaires.

nuleuse interne et se poursuit au delà de l'ora serrata pour se continuer avec les cellules claires de la rétine ciliaire.

En somme, une observation attentive de la rétine chez l'homme adulte, l'anatomie comparée et l'embryologie nous montrent que la couche granuleuse interne se poursuit seule avec le tissu de soutien au delà de l'ora serrata pour se continuer avec la couche interne de la rétine ciliaire.

Il devait naturellement en être ainsi puisque la rétine n'existe plus ici en tant que membrane visuelle. Les cônes et les bâtonnets disparaissent les premiers et avec eux la couche granuleuse externe représentant le corps des cellules visuelles. La couche des fibres nerveuses réduite à quelques fibrilles disparaît avec la couche ganglionnaire formée par le corps des neurones sensitifs centraux et avec elle les couches moléculaire et intergranuleuse résultant de l'intrication des prolongements cellulaires des couches précédentes. Il ne reste plus que le squelette de la rétine en quelque sorte, la couche des grains internes (formée probablement de deux éléments : des cellules nerveuses proprement dites représentant le neurone sensitif périphérique et des cellules névrogliques, celles-ci persistant seules) et les fibres de soutien. Quant aux deux limitantes, l'interne formée par le pied des fibres de Müller persiste au niveau de la rétine ciliaire avec quelques modifications, nous l'avons vu ; la limitante externe, au contraire, disparaît et les fibres de Müller ne rencontrant plus d'obstacle se prolongent entre les cellules pigmentées jusqu'à la lame vitrée de la choroïde, ce qui nous explique l'adhérence très intime entre les deux feuillets de la rétine ciliaire et pourquoi cette adhérence commence un peu avant l'ora serrata.

§ III. — Angle cilio irien ou rétro-iridien.

L'angle cilio-irien, est formé à la fois par les portions ciliaire

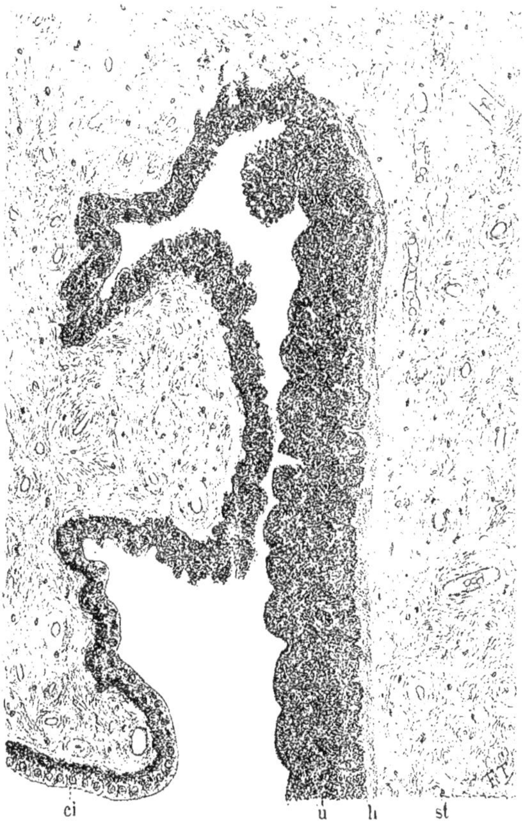

FIG. 19. — *Angle cilio-irien. Sujet de 31 ans.* — Coupe méridienne. (Gross. 150 D.)
ci. Rétine ciliaire qui se réfléchit sur la tête du procès correspondant jusqu'à la racine de l'iris en formant la paroi postérieure de l'angle. La couche des cellules claires se charge de pigment à l'union du tiers inférieur avec les deux tiers supérieurs de cette paroi et se confond alors avec la couche pigmentée. — *u*. Uvée. La couche de pigment est deux fois plus épaisse ici que sur la paroi postérieure. — *h*. Membrane de Henle. — *st*. Stroma de l'iris.

et irienne de la rétine et ses deux parois présentent ainsi un aspect bien différent.

L'antérieure est régulièrement festonnée et la rétine très épaisse à ce niveau est uniformément chargée de pigment. La postérieure sinueuse est beaucoup plus irrégulière et la rétine ciliaire présente ici la même structure que tout à l'heure ; mais bientôt les cellules claires se chargent de pigment à l'union du tiers inférieur avec les deux tiers supérieurs de cette paroi et se confondent avec les cellules de la couche pigmentée. Cette disposition est constante chez l'homme et la plupart des mammifères, chat, porc, cheval, etc.

Remarquons que le pigment est toujours beaucoup plus abondant sur la paroi antérieure de l'angle ; il forme là une couche très épaisse qui se poursuit jusqu'au bord pupillaire et s'oppose au passage de tout rayon lumineux à travers le diaphragme irien.

DEUXIÈME PARTIE

ORIGINE DES FIBRES DE LA ZONULE

La zonule, on le sait aujourd'hui depuis les travaux de MM. Hocquard et Masson, n'est pas une membrane continue, mais un système de fibrilles, qui, parties de l'ora serrata et de toute l'étendue de la région ciliaire, se perdent sur les faces antérieure et postérieure de la lentille cristallinienne qu'elles enveloppent à la façon d'un filet et constituent par leur ensemble « *le ligament suspenseur du cristallin* ».

Le trajet et la terminaison de ces fibrilles est maintenant bien connu ; il n'en est pas de même de leur nature et de leur origine. Ce dernier point nous a paru intéressant à élucider, pensant qu'avant de rechercher la nature d'un organe il est utile d'en bien connaître les connexions et les rapports anatomiques, ceux-ci pouvant même en faire présager la nature.

L'étude de la rétine ciliaire est intimement liée à la question de l'origine des fibres de la zonule, c'est pourquoi nous avons commencé par la première ; abordons maintenant la seconde.

CHAPITRE PREMIER

Aspect général de la zonule.

Les fibres de la zonule naissent de toute l'étendue de la rétine ciliaire, et de là se dirigent les unes à la face antérieure du cristallin, les autres à la face postérieure de cette lentille ; disposées ainsi sur deux plans, elles affectent dans leur ensemble la forme d'un triangle auquel Merkel a donné le nom de ligament prismatique du cristallin. Ce triangle à sommet supérieur, à base inférieure et dont les deux faces répondent l'antérieure à la rétine ciliaire, la postérieure à la membrane hyaloïde, divise la chambre postérieure en trois régions (1) : l'une antérieure, l'espace prézonulaire situé entre la rétine ciliaire et le plan antérieur des fibres zonulaires, et considéré par les anciens auteurs comme la chambre postérieure de l'œil, une moyenne, l'espace zonulaire, limité en avant et en arrière par les deux plans de fibrilles précitées et l'autre postérieure, l'espace post-zonulaire, virtuel le plus souvent, sauf dans les cas où la membrane hyaloïde s'est laissé décoller, et limité en avant par le plan postérieur des fibres de la zonule, en arrière par la membrane hyaloïde doublée du vitré.

La zonule n'étant pas une membrane mais un système de fibrilles, tous ces espaces communiquent librement entre eux et le canal autrefois décrit par Petit n'existe pas en réalité.

Celui-ci considérait la zonule comme résultant du dédoublement de la membrane hyaloïde en deux feuillets qui se rendaient sur la cristalloïde antérieure et postérieure et limitaient ainsi un

(1) CZERMAK. Zur Zonula Frage. *Græfe's Archiv*, XXXI, 1885. — BERGER. *Loco citato*.

canal auquel il a donné son nom. Encore appelé canal d'Hannover, il n'est autre que l'espace zonulaire décrit plus haut; il n'y a pas là de canal à proprement parler et toutes ces fibrilles sont plongées dans l'humeur aqueuse.

Si on a réussi à l'injecter, c'est que les fibres de la zonule, intimement rapprochées, limitent des espaces linéaires très petits et se laissant difficilement traverser par des liquides assez consistants, comme l'albumine par exemple ou toute autre substance. Celle-ci, par suite de la moins grande abondance des fibrilles en arrière qu'en avant, fait hernie entre les espaces interfibrillaires à ce niveau et donne à ce plan postérieur une apparence festonnée qui avait fait décrire aussi cet espace sous le nom de canal godronné.

Enfin, entre celui-ci et la membrane hyaloïde, on a décrit encore un autre canal résultant du décollement de cette dernière et qui n'est autre que l'espace post-zonulaire.

En réalité, nous le répétons, il n'y a là qu'un vaste espace, la chambre postérieure, rempli par l'humeur aqueuse et traversé par les fibres de la zonule qui se disposent sur plusieurs plans et le subdivisent ainsi en autant d'espaces secondaires communiquant librement entre eux. La description de ces espaces pourrait être multipliée à l'infini, car la disposition des fibres zonulaires est très variable suivant la coupe examinée.

Ces fibres, avons-nous dit, se disposent sur deux plans, celles du plan antérieur se rendant à la cristalloïde antérieure, celles du plan postérieur à la cristalloïde postérieure. On trouve souvent entre les deux des fibrilles intermédiaires se rendant à l'équateur du cristallin et qui subdivisent ainsi l'espace zonulaire en deux secondaires, l'un antérieur plus grand compris entre les fibres antérieures et les fibres équatoriales, l'autre postérieur plus petit limité en avant par les fibres équatoriales, en arrière par les fibres du plan postérieur. Les fibres équatoriales étant en moins grand nombre que les précédentes, cette disposition ne se rencontre pas sur toutes les coupes (fig. 1) et on comprend qu'elles aient été niées par certains auteurs ; leur existence est bien démontrée aujourd'hui.

Enfin, les fibrilles qui se rendent à la cristalloïde antérieure prennent leur origine au voisinage de l'ora serrata, tandis que les fibrilles se rendant à la cristalloïde postérieure naissent pour la plupart de la région des procès ; ces deux plans de fibrilles se coupent ainsi à angle aigu à leur partie supérieure, à la façon de deux triangles opposés par leur sommet (fig. 2).

Au niveau du cristallin, ces fibrilles se fondent peu à peu avec la capsule et cette insertion se fait non pas suivant une ligne mais suivant une zone plus large sur la cristalloïde antérieure que sur la cristalloïde postérieure.

On a dit que ces fibrilles se ramifiaient à la façon des racines d'un arbre avant de se perdre sur la capsule cristallinienne.

Ceci n'est pas exact et Topolanski (1) fait remarquer avec raison qu'il n'y a pas là de divergence en forme de pinceau. Nous avons constaté cependant une dissociation très nette de ces fibrilles à leur terminaison. Chaque fibre zonulaire, formée, nous le verrons, d'un grand nombre de fibrilles primitives, aborde la capsule plus ou moins tangentiellement et les fibrilles postérieures s'arrêtent les premières, tandis que les fibrilles antérieures continuent leur trajet et vont s'insérer plus bas ; leur insertion à la capsule se fait ainsi non pas suivant un point mais suivant une ligne (fig. 20).

Toutes les fibres de la zonule ne se rendent pas au cristallin et on peut à cet égard distinguer avec Czermak (2) des fibres orbiculo-cilio-capsulaires, ce sont celles que nous venons de décrire, des fibres orbiculo-ciliaires et des fibres inter ou intraciliaires. Ces deux dernières variétés relient entre elles deux régions de la rétine ciliaire plus ou moins éloignées l'une de l'autre : parties d'un point quelconque, elles se rendent à un

(1) TOPOLANSKI. Ueber Bau der Zonula und Umgebung nebst Bemerkungen über das albinotische Auge. *Archiv für Augenheilkunde*, XXXVII, 1891.

(2) CZERMAK. *Loco citato*.

autre point situé plus bas en formant un arc de cercle de longueur très variable. Ces fibres d'association existent sur toute l'étendue de la rétine ciliaire, aussi bien sur la portion plane que sur la région des procès ; quelquefois très longues, elles s'étendent de l'une à l'autre, et ces dernières ont été bien décrites par MM. Hocquard et Masson (1).

Il faut rapprocher de celles-ci ces fibres circulaires décrites

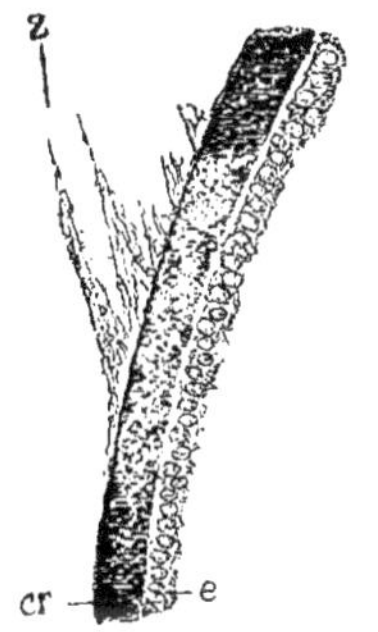

FIG. 20. — *Insertion des fibres zonulaires à la capsule du cristallin* (*Cheval*). — Coupe méridienne. (Gross. 210 D.)

cr. Cristalloïde antérieure. — *e.* Épithélium sous-capsulaire. — *z.* Fibres de la zonule dissociées en un faisceau de fibrilles : les postérieures s'arrêtent les premières, tandis que les antérieures continuent leur trajet et vont s'insérer un peu plus bas.

pour la première fois par Merkel chez le mouton et chez d'autres animaux, et chez l'homme par Claeys (2) et Berger (3). Ce sont des fibres d'association qui, parties d'une vallée ciliaire, retournent à une autre vallée ciliaire après avoir franchi une ou plusieurs crêtes interciliaires et relient à la façon d'un pont deux points plus ou moins éloignés de la rétine ciliaire. Enfin, certaines fibres zonulaires, très courtes, se perdent sur la membrane

(1) HOCQUARD et MASSON. Étude sur les rapports, la forme et le mode de suspension du cristallin à l'état physiologique. *Archives d'ophtalm.*, 1883.

(2) CLAEYS. De la région ciliaire de la rétine et de la zonule de Zinn. *Bulletin de l'Académie royale de médecine de Belgique*, t. XX, 1886.

(3) BERGER. *Loco citato.*

hyaloïde, là où elle est en contact avec la portion plane de la rétine ciliaire avant de s'en séparer pour aller recouvrir la face postérieure du cristallin.

Tel est l'aspect général de la zonule : c'est en somme un système de fibrilles qui, nées de toute l'étendue de la rétine ciliaire, se jettent pour la plupart sur les faces antérieure, postérieure et sur l'équateur du cristallin en formant le ligament suspenseur de cette lentille ; d'autres plus courtes se perdent sur la membrane hyaloïde, d'autres enfin relient entre eux deux points plus ou moins éloignés de la rétine ciliaire, ce sont les fibres d'association. Toutes ces fibres, on le voit, sont contenues dans la chambre postérieure ; elles sont donc tout à fait en dehors du corps vitré dont elles sont séparées par la membrane hyaloïde. Il nous reste à étudier maintenant comment elles se comportent au niveau de la rétine ciliaire elle-même.

CHAPITRE II

Origine des fibres zonulaires.

Toutes les fibres zonulaires proviennent de la portion ciliaire de la rétine. Elles naissent un peu en avant de l'ora serrata, deviennent d'autant plus nombreuses qu'on se rapproche de la région des procès, diminuent dans le quart inférieur de la région ciliaire et disparaissent à peu près complètement au niveau de la tête des procès. Elles commencent, disons-nous, un peu en avant de l'ora serrata, et l'angle droit formé par la dépression brusque de la terminaison de la rétine physiologique qui se continue sans transition avec la rétine ciliaire est toujours libre et ne contient pas de fibres zonulaires (fig. 13).

Les fibres nées de la portion plane de la rétine ciliaire se trouvent accrues sur leur parcours par toutes celles provenant de la région des procès qui se joignent à elles et les renforcent [fibrilles de renforcement (1), fibrilles de soutien (2)]. Tandis que les premières existent sur toute l'étendue de la portion plane, les secondes ne se rencontrent que dans le fond des vallées ciliaires ; les parois latérales et les crêtes des procès en sont dépourvues (fig. 4). Or, nous l'avons vu, les cellules claires de la couche interne de la rétine ciliaire sont cubiques à ce niveau, celles du fond des vallées et de la portion plane, au contraire, présentent une extrémité effilée et chacune d'elles semble se continuer avec une fibre zonulaire (fig. 7 et 8). Il y a donc là un rapport très net entre la forme des cellules claires et la présence

(1) Hocquard et Masson. *Loco citato.*
(2) Berger. *Loco citato.*

des fibres zonulaires. Pour le mettre en évidence, nous avons eu recours à l'œil de gros animaux (bœuf, cheval), pensant que

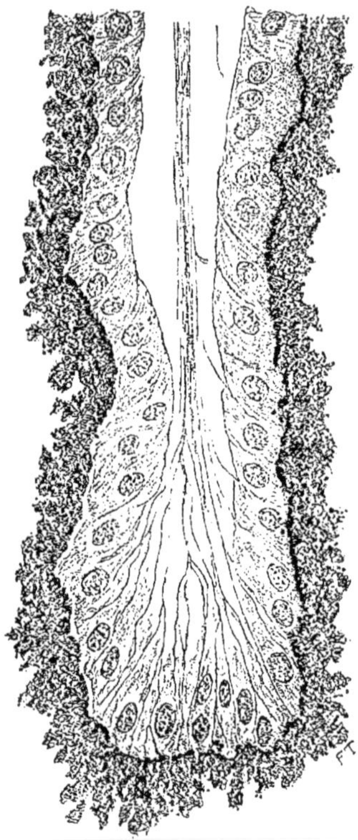

FIG. 21. — *Rétine ciliaire de bœuf.* — Coupe méridienne d'une vallée ciliaire pour montrer l'aspect des fibres zonulaires à ce niveau. (Gross. 1200 D. Immersion.)

(Le fragment, pris deux heures après la mort de l'animal, a été fixé dans le liquide de Lindsay pendant six heures, débarrassé de la sclérotique, inclus dans la paraffine, et la coupe a été colorée à la thionine phéniquée.)

Les fibres zonulaires arrivées dans le fond de la vallée à quelque distance des cellules claires s'écartent les unes des autres et chacune d'elles se dissocie en un faisceau de fibrilles qui pénètrent entre les cellules jusqu'à la couche pigmentée. Toutes partent du fond de la vallée et les cellules à ce niveau présentent une extrémité effilée; celles des parois latérales n'en fournissent pas et sont régulièrement cubiques.

peut-être les rapports des fibrilles avec les cellules seraient plus visibles, et voici ce que nous avons observé.

Si sur un fragment de rétine ciliaire convenablement fixé et débarrassé de la sclérotique on fait des coupes méridiennes après inclusion dans la paraffine, on voit que les fibres zonulaires arrivées dans le fond des vallées ciliaires ne s'arrêtent pas à la surface des cellules claires pour s'insérer sur la soi-disant membrane basale qu'on a décrite comme recouvrant l'extrémité libre de ces cellules et qui n'existe pas à ce niveau.

Chaque fibre arrivée à peu de distance du fond de la vallée se dissocie en un faisceau de fibrilles dont chacune se prolonge entre les cellules claires jusqu'à la couche pigmentée (fig. 21). En d'autres termes, chaque fibre naît du fond des vallées ciliaires par plusieurs racines qui prennent leur origine dans l'espace intercellulaire limité par deux cellules contiguës tout contre la couche pigmentée ; puis chacune de ces fibrilles à sa sortie de l'espace intercellulaire se réunit après un court trajet aux fibrilles voisines pour former une fibre zonulaire. Chaque fibre zonulaire résultant de la fusion de cinq ou six fibrilles primitives s'accole aux fibres zonulaires voisines pour former un faisceau de fibres qui parcourt toute la hauteur de la vallée ciliaire, se recourbe en bas et en dedans et se réunit alors aux fibres provenant des vallées situées au-dessus. Toutes les fibres zonulaires de la portion plane de la rétine ciliaire sont ainsi grossies sur tout leur parcours de toutes les fibres des vallées ciliaires qui viennent se réunir aux précédentes et se rendent avec elles au cristallin (fig. 22).

Au niveau de la portion plane, l'origine est identique : chaque fibre, après s'être bifurquée le plus souvent, pénètre entre les cellules claires jusqu'à la couche pigmentée. Ici encore les fibres zonulaires naissent de la base de l'espace intercellulaire par de fines fibrilles qui à la sortie de cet espace s'incurvent presque à angle droit à l'extrémité effilée de la cellule pour se diriger vers la région des procès en s'unissant aux fibrilles voisines. Ce changement brusque de direction nous explique l'aspect effilé et incurvé de l'extrémité libre des cellules claires

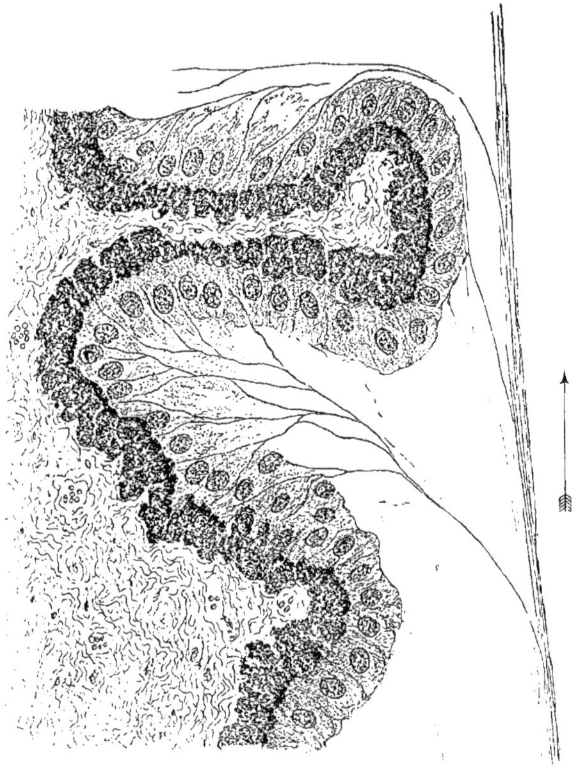

FIG. 22. — *Rétine ciliaire de bœuf.* — Coupe méridienne au niveau des procès (Gross. 1200 D.)

(Le fragment a été fixé dans le liquide de Zenker, débarrassé de la sclérotique, inclus dans la paraffine et la coupe a été colorée à la thionine phéniquée.)

(La flèche est dirigée vers l'ora serrata.)

Les fibrilles nées du fond des vallées ciliaires dans les interstices des cellules claires se réunissent les unes aux autres pour former les fibres zonulaires. Ces fibres se confondent alors avec les fibres zonulaires situées au-devant d'elles et provenant de la portion plane ; ces dernières avant d'arriver au cristallin se trouvent ainsi grossies de toutes les fibres provenant du fond des vallées.

à ce niveau. Dans le fond des vallées, la cellule est seulement effilée à son extrémité et ne présente pas cet aspect recourbé, car les fibres zonulaires demeurent rectilignes jusqu'à leur sortie de la vallée ciliaire (fig. 21).

Toutes les fibres zonulaires pénètrent donc entre les cellules claires de la rétine ciliaire dans les espaces intercellulaires

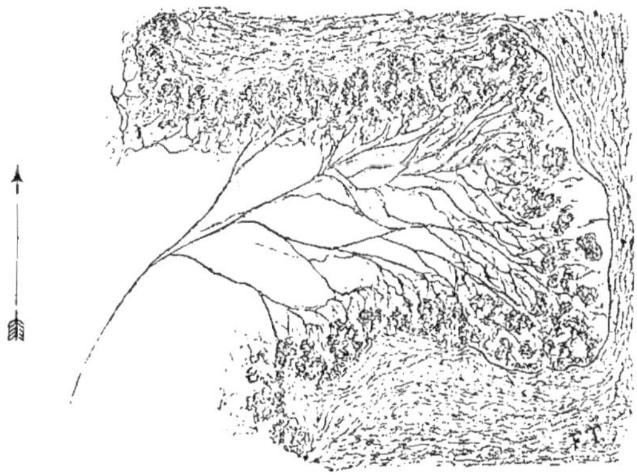

FIG. 23. — *Rétine ciliaire de cheval.* — Coupe méridienne d'une vallée ciliaire. (Gross. 700 D.)

(Le fragment fixé dans le liquide de Zenker a séjourné quinze jours dans l'euchlorine, puis a été lavé à l'eau, débarrassé de la sclérotique et inclus dans la paraffine. La coupe a été colorée ensuite à la thionine phéniquée.)

(La flèche est dirigée vers l'ora serrata.)

Par suite de la macération dans l'euchlorine, les cellules claires et presque toutes les cellules pigmentées ont disparu et il ne reste plus qu'un réticulum fibrillaire formé de fibres de soutien et de fibres zonulaires. Ces deux ordres de fibres, on le voit, présentent un aspect identique et se prolongent toutes jusqu'à la lame vitrée de la choroïde.

jusqu'à la couche pigmentée. Que deviennent-elles à ce niveau ? Il est difficile de les suivre, car la présence du pigment gêne beaucoup l'observation ; quand il n'est pas très abondant, on peut voir à la base des espaces intercellulaires de la couche pigmentée de fines fibrilles aller s'attacher à la lame vitrée de la choroïde. Cet aspect est beaucoup plus net sur les préparations traitées par l'euchlorine et on peut suivre certaines fibrilles à travers la couche externe de la rétine ciliaire jusqu'à la lame vitrée (fig. 9 et 11). Enfin, si l'on prolonge la durée du séjour dans l'euchlorine, les cellules pigmentées disparaissent et il ne reste plus qu'un réticulum formé de fibres de soutien et de fibres zonulaires qui toutes vont prendre insertion à la lame vitrée de la choroïde (fig. 23).

Ainsi donc, toutes les fibres zonulaires au voisinage de la rétine ciliaire se dissocient en fibrilles qui pénètrent dans les interstices des cellules pigmentées et vont s'insérer à la lame vitrée de la choroïde qui leur fournit un point d'appui solide. Cette disposition très nette chez le bœuf et le cheval est constante aussi chez l'homme et doit exister probablement chez tous les animaux, car les fibres zonulaires qui maintiennent le cristallin dans la situation qu'il occupe et concourent avec le muscle ciliaire à régler le jeu de cette lentille avaient besoin d'une insertion fixe et solide que seule la lame vitrée de la choroïde pouvait leur fournir. Enfin, celle-ci présente, nous l'avons vu, à sa face interne une série d'élevures et de dépressions dont le nombre est peut-être en rapport avec la plus ou moins grande quantité de fibres zonulaires et la puissance accommodatrice de l'œil ; c'est là un point qu'il serait intéressant d'examiner.

Telle est l'origine des fibres de la zonule et on comprend maintenant que l'arrachement de celles-ci entraîne toujours une plus ou moins grande quantité de pigment. Si, en effet, sur un fragment de rétine ciliaire plongé au préalable dans l'alcool au tiers pendant vingt-quatre heures, on arrache les fibres zonulaires, on arrache avec elles la plus grande partie de la couche pigmentée.

Toutes les fibrilles de la zonule proviennent donc de la lame vitrée de la choroïde. Ont-elles une autre origine ? Certains auteurs, Iwanoff (1), Ulrich (2), Berger (3), Hocquard (4) et

(1) IWANOFF. *Stricker's Handbuch der Gewebelehre.*
(2) ULRICH. *Græfe's Archiv*, XXVI, 1880.
(3) BERGER. *Loco citato.*
(4) HOCQUARD et MASSON. *Loco citato.*

d'autres en font dériver une partie du corps vitré, mais cette opinion nous paraît inadmissible et c'est aussi l'avis de Gerlach (1), Czermak (2) et Claeys (3). La membrane hyaloïde, appliquée d'abord intimement à partir de l'ora serrata contre la rétine ciliaire, s'en sépare ensuite pour aller recouvrir la face postérieure du cristallin et est en rapport dans toute son étendue avec le plan postérieur des fibres zonulaires qu'elle sépare entièrement du corps vitré. Si l'arrachement des fibres zonulaires entraîne toujours à sa suite un peu d'humeur vitrée, c'est par l'intermédiaire de la membrane hyaloïde toujours plus ou moins adhérente aux fibres de la zonule et c'est ce qui a créé l'erreur.

D'ailleurs, ces fibres zonulaires qu'on a décrites comme provenant du corps vitré diffèrent profondément des précédentes. Les véritables fibres zonulaires sont rigides (Starre Fasern de Henle), cassantes; elles présentent un aspect vitreux qui les a fait comparer à de petites baguettes de verre et se laissent très vivement colorer par les réactifs. Celles-ci, au contraire, très minces, ondulées (Lockere, Wellenförmige Fasern de Henle), sont toujours moins colorées ; elles ne sont, en somme, que des filaments du corps vitré et n'ont rien de comparable avec les fibres de la zonule.

(1) GERLACH. *Beiträge zur normalen Anatomie des menschlichen Auges.* Leipzig, 1880.

(2) CZERMAK. *Loco citato.*

(3) CLAEYS. *Loco citato.*

TROISIÈME PARTIE

RAPPORT DES FIBRES DE LA ZONULE AVEC LA RÉTINE CILIAIRE

La rétine ciliaire, nous l'avons vu, est formée de deux éléments : des cellules disposées sur deux couches, l'une externe pigmentée, l'autre interne non pigmentée et des fibres de soutien ; il faut y ajouter un troisième élément, les fibrilles de la zonule qui d'ailleurs diffèrent peu des fibres de soutien. Ces dernières parcourent toute la hauteur des deux couches de la rétine ciliaire jusqu'à la lame vitrée de la choroïde et se terminent en dedans, à l'extrémité libre de la cellule claire, par une base élargie qui concourt à former la limitante interne ; mais ceci n'existe que là où on ne trouve point de fibres zonulaires (parois latérales et crêtes des procès). Partout ailleurs, les cellules claires se terminent par une extrémité effilée, la limitante interne disparaît, et les fibres de soutènement se confondent avec les fibres zonulaires.

Il semble donc, en réalité, que les fibres de la zonule qui se comportent en tous points comme les fibres de soutien ne soient autre chose que des fibres de Müller qui, au lieu de se terminer par une base élargie, continuent leur trajet et vont se perdre, les plus longues sur les faces antérieure et postérieure du cristallin, d'autres plus courtes sur la membrane hyaloïde, d'autres enfin sur la rétine ciliaire elle-même en reliant ainsi ensemble deux points de cette membrane plus ou moins éloignés.

Cette manière de voir d'après laquelle les fibres de la zonule ne seraient que des fibres de Müller extrêmement allongées et fusionnées, diffère beaucoup de celle admise en général qui les considère comme d'origine vitréenne. Malgré la différence profonde existant entre les fibres zonulaires, rigides, ressemblant à de petites cordelettes de verre, et les filaments onduleux et plissés du corps vitré, analogues aux fibrilles du tissu conjonctif, on pourrait à la rigueur admettre cette origine si les fibres de la zonule prenaient insertion à la limitante interne de la rétine ciliaire, comme cela est décrit dans la plupart des auteurs. Mais cette limitante (lame vitrée de Brücke) n'existe pas à leur niveau, nous l'avons vu, et on comprend mal comment la substance du corps vitré étirée en filaments aurait été pénétrer entre les cellules de la rétine ciliaire dont les deux couches sont déjà nettement formées avant que la zonule ne commence à apparaître.

Celle-ci se montre vers la fin du quatrième mois de la vie intra-utérine (1) par un processus qui n'est pas mieux connu chez l'homme que chez les autres mammifères. Lieberkühn, qui le premier a bien étudié le développement de la zone de Zinn, fait remarquer qu'elle est très visible lorsque l'œil a atteint la moitié de son volume définitif (2). L'œil ayant été coupé suivant l'équateur et débarrassé du corps vitré, là où les procès ciliaires sont complètement écartés, on voit des faisceaux de fibres délicates sortir des dépressions qui séparent les procès ciliaires et se diriger vers l'équateur du cristallin (3).

En réalité, l'embryologie pas plus que l'histologie ne permettent encore de trancher la question, mais un point semble certain, c'est que l'apparition des fibres zonulaires se fait tardivement, bien après les procès ciliaires qui se montrent vers le troisième mois. Chez l'embryon de poulet, les fibres apparaissent vers le treizième jour de l'incubation, alors que la première ébau-

(1) KÖLLIKER. *Traité d'embryologie*, 1882.
(2) LIEBERKÜHN. *Ueber das Auges der Wirbelthiere Embryologie*, 1872.
(3) HERTWIG. *Traité d'embryologie*, 1891.

che des procès commence vers le dixième ; chez le fœtus humain elles se montrent à quatre mois et demi.

Enfin, quel que soit l'animal examiné, les fibres de la zonule semblent se développer des parties périphériques vers les parties profondes ; elles se montrent d'abord dans le fond des vallées ciliaires et semblent émerger à ce niveau des cellules de la rétine. A cette époque du développement, le vitré s'est déjà séparé de cette dernière et présente aux confins de celle-ci une fine ligne de démarcation qui formera plus tard la membrane hyaloïde qu'on peut considérer comme une condensation de la périphérie du corps vitré.

Puis, celui-ci se rétracte, la chambre postérieure apparaît et les fibres de la zonule, bien visibles dans le fond des vallées ciliaires, le sont beaucoup moins au voisinage du cristallin où elles semblent ne pas encore exister.

Il semble donc que l'on puisse assigner aux fibres zonulaires une origine ectodermique et les considérer comme des fibres de soutènement modifiées, celles-ci n'étant en somme que des cellules névrogliques. Les limitantes externe et interne de la rétine ont disparu à partir de l'ora serrata ; les fibres de Müller se prolongent alors en dehors jusqu'à la lame vitrée de la choroïde à laquelle elles s'insèrent, et cela dès la disparition de la limitante externe de la rétine, c'est-à-dire un peu avant l'ora serrata (fig. 16) ; en dedans, elles se réunissent les unes aux autres pour former les fibres zonulaires.

Celles-ci, au niveau des procès, n'existent plus que dans le fond des vallées ; sur les parties latérales et la crête des procès, les fibres de soutien se terminent alors par une base élargie et forment par leur réunion ces séries d'arcades signalées plus haut qui limitent en dedans la rétine ciliaire.

Ainsi considérées, les fibrilles de la zonule proviendraient de l'ectoderme comme la rétine elle-même et se rapprocheraient beaucoup des fibrilles du corps muqueux de Malpighi.

Ces fibrilles, décrites pour la première fois par Schultze entre les cellules du corps muqueux et regardées par lui comme des prolongements dentelés des cellules, ne sont autre chose que des filaments d'union, comme l'a bien montré M. Ranvier; suivant une expression souvent employée par lui dans ses cours, toutes les cellules du corps muqueux sont pour ainsi dire cousues ensemble par ces filaments. Leur longueur est très variable : les uns, très courts, relient ensemble deux cellules contiguës; d'autres, très longs, relient deux cellules très éloignées et ne peuvent être suivis jusqu'à leur extrémité.

Les filaments malpighiens existent dès la première rangée des cellules épidermiques (rangée des cellules cylindriques), mais ils ne sont encore là qu'à l'état d'ébauche. Au centre des espaces inter-papillaires, on peut voir, en particulier dans l'épiderme de la plante du pied du poulet après fixation par l'acide osmique, ces filaments orientés suivant un courant déterminé et donner l'aspect d'une sorte de gerbe partant du fond de l'espace inter-papillaire et s'épanouissant à mesure qu'elle atteint les couches les plus superficielles (1).

M. Ranvier avait pensé autrefois que ces filaments s'étaient allongés par suite du déplacement des cellules malpighiennes. Bien qu'il ne se soit pas prononcé d'une façon définitive sur la nature et l'origine de ces filaments, il semble bien les considérer comme provenant de l'élaboration du protoplasma cellulaire.

Il y a donc une très grande analogie entre les fibres de la zonule et les filaments malpighiens. Ceux-ci, nous venons de le voir, naissent du fond des espaces inter-papillaires de la couche génératrice du corps muqueux et de là s'épanouissent en éventail pour se terminer en des points du corps muqueux quelquefois très éloignés de leur lieu d'origine. De même, les fibres zonulaires naissent du fond des vallées ciliaires ou de la portion plane de la rétine ciliaire au niveau des espaces inter-cellulaires et de là s'épanouissent, elles aussi, à la façon d'une sorte de gerbe pour se terminer soit sur la membrane hyaloïde, soit sur

(1) RANVIER. *Cours du Collège de France, 1897-98.*

les deux faces du cristallin, soit sur la rétine ciliaire elle-même en un point plus ou moins éloigné du point d'origine (fibres d'association), formant ainsi de véritables filaments d'union entre les cellules rétiniennes analogues aux filaments malpighiens.

Comme pour les fibres de Malpighi que M. Ranvier croyait d'abord s'être allongées par suite du déplacement des cellules, Treacher Collins explique ainsi la formation des fibrilles de la zonule : la portion de la vésicule oculaire secondaire encore en contact avec le cristallin, c'est-à-dire la future pars ciliaris retinæ contracte des adhérences avec l'enveloppe fibro-vasculaire qui entoure la lentille. Puis, l'œil augmentant de volume beaucoup plus que la lentille, la partie du corps ciliaire en contact avec le cristallin s'en sépare, les adhérences s'étirent, les cellules qui les formaient s'allongent et forment ces fibrilles délicates du ligament suspenseur telles que nous les voyons chez l'adulte (1). C'est aussi l'avis de Schön (2), pour qui les fibres de la zonule ne sont qu'un prolongement très allongé des cellules claires de la rétine ciliaire, comme le cylindre-axe n'est qu'un prolongement très allongé de la cellule nerveuse. Mais cette hypothèse est purement gratuite, car la séparation entre la pars ciliaris retinæ et le cristallin se fait bien avant l'apparition des fibres zonulaires.

En somme, les fibres zonulaires se comportent en tous points comme des fibres de soutien et on peut les considérer comme des fibres de Müller extrêmement allongées, à moins d'en faire le résultat d'une élaboration des cellules rétiniennes au même titre que la membrane de Descemet qui, elle, est formée par l'endothélium de la cornée. Cette membrane, dans les plaies pénétrantes de la cornée, se régénère toujours après l'endothélium cornéen comme l'a montré M. Ranvier et résulte d'une sécrétion

(1) TREACHER COLLINS. Du développement et des anomalies de la zonule de Zinn. *The roy. London ophtalmic Reports*, XIII, 1891.
(2) SCHÖN. *Loco citato.*

de cet endothélium (1) ; or, les fibrilles de la zonule ont la plus grande ressemblance avec les membranes vitreuses de l'œil et se rapprocheraient ainsi davantage encore des fibrilles du corps muqueux au point de vue de leur nature.

Mais si cela se comprend bien au niveau de la membrane de Descemet et des cellules du corps muqueux de Malpighi, cela se comprend moins ici car la plus grande partie des fibres zonulaires est libre et sans aucun contact avec les cellules.

Il semble donc plus naturel de les considérer comme des fibres de Müller très allongées, d'autant plus qu'il n'est pas rare de trouver sur leur trajet des cellules avec de nombreux prolongements rappelant absolument l'aspect des cellules névrogliques, ce qui confirmerait cette manière de voir qui fait provenir les fibres de la zonule de l'ectoderme au même titre que la rétine ciliaire par l'intermédiaire du système nerveux.

(1) RANVIER. *Cours du Collège de France*, 1897-98.

HISTORIQUE

L'anatomie de la zonule de Zinn depuis sa découverte jusqu'à nos jours a passé par une série de phases qu'il n'est pas sans intérêt de rappeler ici et qui montrent combien difficile est son étude.

Les premiers auteurs qui la décrivirent, Winslow (1), Maître-Jean (2), Saint-Yves (3), Petit (4), la considéraient comme résultant du dédoublement de la membrane hyaloïde. Celle-ci, devenue plus épaisse à partir de l'ora serrata, se divisait au voisinage du cristallin en deux feuillets : l'un, superficiel, allait se fixer à la surface antérieure de la lentille; l'autre, profond, descendait en arrière d'elle pour aller tapisser la fossette correspondante du corps vitré et ainsi se trouvait formé un canal prismatique à sommet dirigé vers la périphérie, à base à l'équateur du cristallin, limité en avant et en arrière par les deux feuillets précités, le canal de Petit, sorte d'espace lymphatique que l'on pouvait insuffler à volonté et qui ne communiquait nulle part avec la chambre postérieure située en avant de lui.

Zinn (5), se basant sur la disposition radiée du feuillet antérieur, le décrivit comme une membrane distincte. Pour lui, la membrane hyaloïde après avoir tapissé la rétine ciliaire sur une certaine étendue se réfléchit sur la face postérieure du cristallin sans se dédoubler, mais, un peu avant d'atteindre la lentille, elle donne insertion à une membrane résistante qui se dirige obli-

(1) WINSLOW. *Expos. anat. de la tête*, 1732.
(2) MAITRE-JEAN. *Traité des maladies de l'œil*, 1740.
(3) SAINT-YVES. *Traité des maladies des yeux*, 1722.
(4) PETIT. *Mém. de l'Académie*, 1726.
(5) ZINN. *Descr. anat. oculi humani.* Gottingæ, 1755.

quement en bas et en avant et vient se perdre sur la face antérieure du cristallin, limitant avec la précédente le canal prismatique dont nous avons parlé.

Cette opinion ne fut pas admise par tous les anatomistes. Tandis que Iwanoff (1) et Merkel (2) s'y rallient pleinement, Schwalbe (3) revient à l'ancienne description. Mais bientôt, la majorité des auteurs accepte la description de Zinn et la zonule fut considérée par les uns comme dérivant de la rétine, par d'autres comme un tissu spécial de nature élastique et dérivant du corps vitré. Quelle que fût d'ailleurs son origine, pour tous, la zonule était une membrane formée de nombreuses fibres enchevêtrées et réunies par une substance intermédiaire. Elle est encore ainsi représentée par Aeby (4) et ce n'est qu'en 1883 que MM. Hocquard et Masson, dans un travail très remarquable, décrivirent la zonule comme un système de fibrilles enveloppant le cristallin à la façon d'un filet et montrèrent que nulle part il n'y avait de membrane. « La zonule, disent-ils, n'est pas une membrane susceptible de se diviser en deux feuillets; c'est un système de petites cordelettes qui toutes se dirigent en rayonnant d'arrière en avant vers le cristallin » (5). Et plus loin : « Avec un peu de précaution, on peut très facilement isoler la membrane hyaloïdienne de la zonule et se rendre compte qu'il n'existe entre les fibres de cette dernière aucune substance colorée. Mais par ce fait que les réactifs colorants ne laissent pas de trace de leur passage entre les cordelettes, on ne peut pas affirmer que ces cordelettes ne sont pas réunies entre elles. La substance unissante pourrait n'être pas susceptible d'imprégnation par les réactifs usités en histologie et, d'autre part, elle pourrait être suffisamment mince pour ne pas révéler sa présence sur une

(1) Iwanoff. *Arch. für Ophtalm.* Bd. XV, 1869.

(2) Merkel. *Die Zonula Ciliaris.* Leipzig, 1870.

(3) Schwalbe. *De Canali Petiti.* Halle, 1872.

(4) Aeby. Der Canalis Petiti und der Zonula Zini beim Menschen und bei Wirbelthieren. *Archiv. f. Ophtalm.*, XXVIII, 1882.

(5) Hocquard et Masson. Étude sur les rapports, la forme et le mode de suspension du cristallin à l'état physiologique. *Archiv. d'ophtalm.* 1883.

préparation plate. Pour trancher la question d'une façon définitive, nous avons imité le procédé employé par M. Ranvier dans un cas analogue. Sur une préparation plate de la zonule colorée comme nous l'avons indiqué, nous avons fait avec un bon scalpel une incision divisant les cordelettes en travers. En examinant les bords de l'incision, nous n'avons remarqué entre deux faisceaux sectionnés aucune ligne de section de membrane, et nous en avons conclu que les cordelettes de la zonule étaient libres et indépendantes les unes des autres. »

A partir de cette époque, tous les auteurs qui étudièrent la zonule arrivèrent aux mêmes conclusions ; Czermak (1) en donna une bonne description et Topolanski (2) tout dernièrement décrivit complètement le trajet et la répartition des fibres zonulaires.

Quant à leur origine, la question aujourd'hui est encore discutée. Iwanoff, Hocquard, Berger et la plupart des auteurs les font provenir à la fois du corps vitré et de la rétine ciliaire ; d'après Czermak, Gerlach et Claeys, elles naissent seulement de la rétine ciliaire. C'est aussi notre avis et c'est le résultat auquel est arrivé tout récemment Agababow dans un travail très consciencieux sur la nature de la zonule (3).

Mais comment se comportent-elles au niveau de la rétine ciliaire ? Pour la majorité des auteurs, elles prennent insertion sur la membrane basale qui recouvre l'extrémité libre des cellules claires (Czermak, Hocquard, Berger, Claeys, Topolanski). Schœn (4), se basant sur l'aspect effilé que présente l'extrémité libre des cellules claires au voisinage des fibres zonulaires, décrit ces dernières comme un prolongement très allongé de la cellule. Enfin, Agababow s'élève contre l'opinion de Schœn ; pour lui, les fibres de la zonule ne se terminent pas à la

(1) Zur Zonula Frage. *Græfe's Archiv*, XXXI, 1885.

(2) Topolanski. *Loco citato*.

(3) Agababow. Untersuchungen über die Natur der Zonula Ciliaris. *Archiv für mikroskopische Anatomie und Entwicklungsgeschichte*. Bd L, 1897.

(4) Schœn. Der Uebergangssaum der Netzhaut oder die sogenannte ora serrata. *Archiv für Anatomie und Physiologie*, 1895.

lame vitrée de Brücke ; elles se prolongent au delà et semblent se perdre entre les cellules claires, mais il est difficile de l'affirmer d'après ses préparations.

En réalité, nous l'avons vu, la membrane basale n'existe pas à l'extrémité libre des cellules claires au niveau des fibres zonulaires et celles-ci se prolongent entre les cellules claires et les cellules pigmentées jusqu'à la lame vitrée de la choroïde sur laquelle elles prennent insertion.

RÉSUMÉ

I. — La rétine ciliaire, étendue de l'ora serrata à l'angle cilio-irien, est formée de deux couches de cellules.

L'externe, pigmentée, n'est autre que l'épithélium pigmentaire de la rétine qui se poursuit jusqu'au bord pupillaire et représente le feuillet proximal de la vésicule oculaire secondaire ; les cellules cubiques qui la composent ne sont bien visibles qu'après dépigmentation par l'euchlorine.

L'interne est formée de cellules claires, cylindriques, très hautes sur la portion plane, cubiques sur la partie plissée, et de fibres de soutien. Elle représente à elle seule les neuf autres couches de la rétine, c'est-à-dire le feuillet distal de la vésicule oculaire secondaire. Au niveau de l'ora serrata, la rétine physiologique présente une dépression brusque et la couche des grains internes persiste seule avec les fibres de soutien pour se continuer avec la couche des cellules claires. Cette disposition, difficile à voir chez l'homme adulte, est très nette chez le fœtus et chez certains animaux, la poule en particulier. Un peu avant sa terminaison, à l'union du tiers inférieur avec les deux tiers supérieurs de la paroi postérieure de l'angle irien, les cellules claires se chargent de pigment et se confondent avec la couche pigmentée.

La lame vitrée de la choroïde se continue au delà de l'ora serrata et forme la limite externe de la rétine ciliaire qu'elle sépare du stroma choroïdien.

La limitante interne n'existe pas, en tant que membrane basale comme on le décrit généralement. Les fibres de soutien traversent les deux couches de la rétine ciliaire et vont s'insérer en dehors à la lame vitrée de la choroïde ; en dedans, elles se terminent par une base élargie et forment par leur réunion une limitante interne là seulement où il n'y a pas de fibres zonulaires; partout ailleurs elles se confondent avec ces dernières et la limitante n'existe pas.

II. — Les fibres de la zonule naissent toutes de la rétine ciliaire, un peu en avant de l'ora serrata, aucune ne vient du vitré. Parties de la pars ciliaris retinæ, elles vont se jeter pour la plupart sur les faces antérieure et postérieure du cristallin et sur l'équateur de cette lentille en formant là un espace triangulaire à sommet dirigé vers la périphérie baigné par l'humeur aqueuse et décrit à tort sous le nom de « *canal de Petit* ». D'autres se jettent soit sur la membrane hyaloïde, soit sur la rétine ciliaire ellemême en reliant à la façon d'un pont deux points de cette membrane plus ou moins éloignés l'un de l'autre (fibres d'association).

III. — Au niveau de la rétine ciliaire, elles ne s'arrêtent pas à la membrane basale qu'on décrit généralement comme recouvrant l'extrémité libre des cellules claires et qui n'existe pas en réalité. Arrivées à peu de distance de ces cellules, elles se dissocient en un pinceau de fibrilles dont chacune pénètre dans l'interstice limité par deux cellules contiguës, traverse la couche pigmentée et va s'insérer à la face interne de la lame vitrée de la choroïde qui présente à ce niveau une série d'élevures et de dépressions peut-être en rapport avec l'insertion des fibres zonulaires.

IV. — Les fibres de la zonule se comportent donc en tous points comme des fibres de soutien qui au lieu de se terminer en dedans par une base élargie pour former la limitante interne de la rétine continueraient leur trajet et iraient se perdre la plupart sur le cristallin, quelques-unes sur la membrane hyaloïde, d'autres sur la rétine ciliaire elle-même.

V. — On peut ainsi considérer les fibres de la zonule comme

des fibres de Müller extrêmement allongées. L'embryologie ne permet pas encore de trancher la question, mais il semble difficile de les faire provenir du corps vitré : elles en sont très différentes chez l'adulte et nulle part on n'assiste à cette transformation chez l'embryon. Bien au contraire, elles semblent se développer de la périphérie vers le centre, c'est-à-dire de la rétine ciliaire vers le cristallin et apparaissent tardivement (quatrième mois) alors que le vitré commence à se rétracter et est déjà condensé à la périphérie.

VI. — Les fibrilles de la zonule seraient donc d'origine ectodermique comme la rétine elle-même et cette manière de voir diffère beaucoup de celle admise en général qui les fait provenir du corps vitré.

INDEX BIBLIOGRAPHIQUE

Aeby.— Der Canalis Petiti und der Zonula Zinii. *Archiv f. Ophtalmo.*, XXVIII, 1882.

Agababow. — Untersuchungen über die Natur der Zonula Ciliaris. *Archiv für mikroskopische Anatomie und Entwicklungeschichte*, Bd. L, 1897.

Arnold (Fr.). —*Untersuchungen über das Auge*, 1832.

Berger (E.). — De la chambre postérieure de l'œil. *Société de Biologie*, 3 mars 1888

— Contribution à l'anatomie de la zonule de Zinii. *Archiv f. Ophtalm.*, XXVIII, 2.

— Historiche Bemerkungen zur Anatomie der ora serrata retinæ. *Archiv f. Augenheilkunde*, XXXII, p. 228, Heft 3.

— *Traité d'anatomie normale et pathologique de l'œil,* 1893.

Boucheron. — Des épithéliums sécréteurs des humeurs de l'œil. *Académie des Sciences*, 7 mars 1889.

-- Épithélium aquipare et vitréipare des procès ciliaires. *Société française d'ophtalmol.*, p. 81, 1883.

Brailey. — Quelques points de l'anatomie du corps ciliaire. *British med. Journal*, 23 septembre 1882.

Claeys. — De la région ciliaire de la rétine et de la zonule de Zinn. *Bulletin de l'Académie royale de Belgique*, 3e série, t. XX, n° 11, 1886.

Czermak. — Zur Zonula Frage. *Græfe's Archiv*, XXXI.

— Erwiderung auf Dessauers im Julihefte des Monatsblätter enthaltene Bemerkungen zu meiner Arbeit über die Zonula. *Klinisch. Monatsblätter f. Augenheilkund.*, XXIII.

Dessauer. — Zur Zonula Frage. *Klinisch. Monatsblätter,* juillet 1885.

Garnié. — Contribution à l'étude de l'état normal et pathologique de la zonule de Zinn. *Westnik. Ophtalm.*, mai, juin 1891.

Garnier. — De l'état normal et pathologique de la zonule de Zinn. *Archiv für Augenheilkunde*, XXIV, p. 32.

Gerlach. — *Beiträge zur normalen Anatomie des menschlichen Auges*, Leipzig, 1880.

Græfe und **Sæmisch.** — *Handbuch der gesammten Augenheilkunde.* Bd I, 1874.

Hache. — Sur l'hyaloïde et la zone de Zinn. *Recueil d'ophtalm.*, p. 385, n° 7, 1889.

Heiberg. — Zur Anatomie und Physiologie der Zonula Zinii. *Archiv für Ophtalm* Bd. 11, 1865.

Henle. — *Handbuch der Anatomie*, 1866.

Hertwig. — *Traité d'embryologie,* 1891.

Hirschfeld. — Recherches sur les pigments noirs de la choroïde et les pigments analogues. *Zeitschrift für Phys.-Chem.*, 1889, t. XIII.

Hocquard et **Masson.** — Étude sur les rapports, la forme et le mode de suspension du cristallin à l'état physiologique. *Archives d'ophtalmologie*, 1883.

Iwanoff. — Beiträge zur normalen und pathologischen Anatomie des Auges. *Archiv für Ophtalmologie*, Bd XV, 1869.
Kölliker. — *Traité d'embryologie*, 1882.
Lang (W.). — Les procès ciliaires et le ligament suspenseur. *Ophtalmic Society*, 8 novembre 1888.
Lieberkühn. — *Ueber das Auge der Wirbelthieren Embryologie*, 1872.
Maître Jean. — *Traité des maladies de l'œil*. Paris, 1740.
Merkel (F.). — *Die Zonula Ciliaris*. Leipzig, 1870.
Müller (H.). — Anatomisch. physiologische Untersuchungen über die Retina des Menschen und der Wirbelthiere. *Zeitschrift für wissensch. Zoologie*, VIII, 1857.
Petit (J.-L.). — La zonule de Zinn. *Mém. de l'Académie*, 1726.
Ranvier. — *Traité technique d'histologie*. 2e édition, 1889.
— Sur le mécanisme histologique de la cicatrisation. *Comptes rendus de l'Académie des Sciences*, 1er mars 1897.
Retzius. — Structure du corps vitré et de la zone de Zinn. *Biologische Untersuchung. d. Retzius*. t. III, n° 9, 1894.
Rochon-Duvigneaud. — *Recherches sur l'angle de la chambre antérieure et le canal de Schlemm*. Th. de Paris, 1892.
Saint-Yves. — *Traité des maladies des yeux*, 1722.
Scherl (J.). — Quelques recherches sur le pigment de l'œil. *A. von Græfe's Archiv*, t. XXXIX.
Schoen (W.). — Der Uebergaugssaum der Netzhaut oder die sogenannte ora serrata. *Archiv für Anatomie und Physiologie*, 1895.
— Die function. Krankheiten der ora serrata und des Ciliartheiles der Netzhaut. *Archiv f. Augenheilkunde*, Bd. XXX, Heft 2 und 3.
Schön. — Concavité du feuillet antérieur du ligament suspenseur. *Archiv f. Augenheilkunde*, XXII.
Schwalbe. — *De canali Petiti*. Halle, 1872.
Straub. — Die Concavität des vorderen Zonulablattes nach Vorn. *Archiv f. Augenheilk.*, XXI.
Topolanski. — Ueber Bau der Zonula und Umgebung nest Bemerkungen über das albinotische Auge. *A. von Græfe's Archiv*, t. XXXVII, n° 1.
Treacher Collins. — Du développement et des anomalies de la zone de Zinn. *The Roy. London opht. Reports*, XIII, 1891.
Ulrich. — Zur Anat. und Physiol. des Canalis Petiti und der angrenzend. Gewebe. *Arch. f. Ophtalm.*, t. XXVI, 1880.
Winslow. — *Exposition anatomique du corps humain*, 1732.
Zinn. — *Descr. anat. oculi humani*, Gottingæ, 1855.

TABLE DES MATIÈRES

CHAPITRE II

TROISIÈME PARTIE

Rapport des fibres de la zonule avec la rétine ciliaire.

IMPRIMERIE LEMALE ET Cie, HAVRE

www.ingramcontent.com/pod-product-compliance
Ingram Content Group UK Ltd.
Pitfield, Milton Keynes, MK11 3LW, UK
UKHW031933260826
14628UKWH00004B/1597